KÄTHE BISCHOFF

DIE WINKLERKUR

DIE WINKLERKUR

Ein Weg zur Heilung
durch Beeinflussung der Organismuszentrale

von

Dr. med. KÄTHE BISCHOFF

2. völlig neubearbeitete Auflage

1 9 6 7

A. MARCUS & E. WEBER'S VERLAG · BERLIN 30

Archiv-Nr. 66 00 661 — Printed in Germany
Satz und Druck: Franz Spiller, Berlin 36

Inhaltsübersicht

Vorwort: Das Schicksal des Erfinders und seiner Methode VII

Einleitung 1

I. Die drei Teile der Winkler-Kur 7

1. Die Winklerbehandlung 9
   a) Die Vibration 9
   b) Objektive Wirkungen 13
   c) Kurzer Auszug aus den Behandlungsratschlägen für Ärzte 19
2. Anteil der Atmung 28
   a) Theorie 30
   b) Atemübung 33
3. Kurvorschriften 41

II. Eingliederung in das neue Wissen 47

1. Einige anatomische und physiologische Grundlagen zur Begründung der sakralen Lokalisation der Ansatzpunkte 47
2. Reizgesetze 55
3. Die Stellung des Schmerzes im Rahmen der Winkler-Methode 58
4. Wirkungsweise der Methode 63

III. 1. Indikationen und Kontraindikationen der Winkler-Methode 75
2. Ergänzende Methoden 80

IV. Beispiele aus verschiedenen Krankheitsgruppen 85

1. Beeinflussung der Konstitution im Alter und in der Jugend 85
2. Vegetative Dystonie 94
3. Gefäßerkrankungen 103
4. Herzkrankheiten 110
5. Die Wirkung der Winkler-Behandlung am Stützgewebe 117
6. Der Einfluß der Winkler-Methode auf das Tumorgeschehen 123

Schlußwort 129

Schrifttum 131

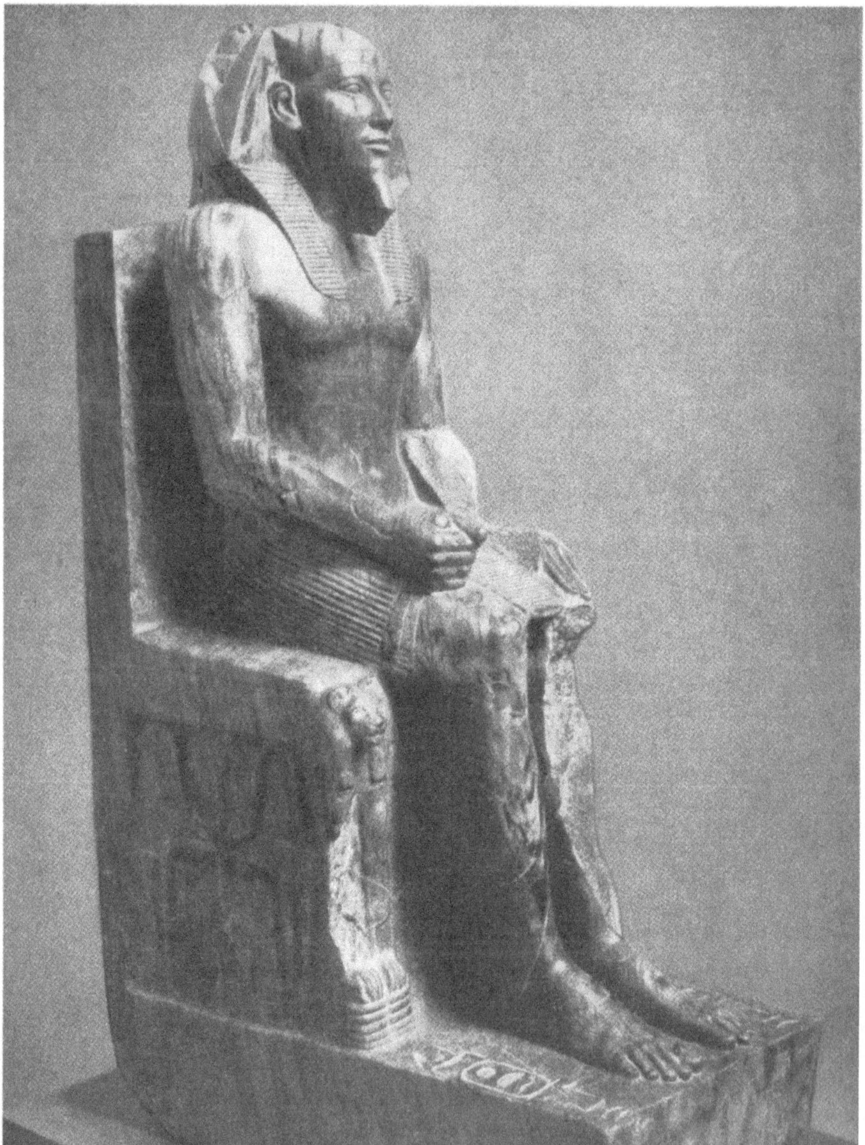

Die atemgerechte Haltung der Ägyptischen Könige, in der sie 3 Tage und Nächte pausenlos Gericht abhielten. In ihr ist die optimale Durchblutung aller Segmente gewährleistet.

Vorwort

Das Schicksal des Erfinders und seiner Methode

Dr. med. *Eduard Winkler,* geboren am 16. Mai 1867 in Neiße/Schlesien, studierte in Breslau, Berlin und Freiburg, wo er später als Assistent in der Frauenklinik arbeitete. Die Behandlung des Kreislaufes hatte ihn dort am wenigsten befriedigt, da er erkannte, daß die nach Operationen freigiebig verabfolgten stimulierenden Injektionen nur sehr flüchtige Wirkung hatten, mit dem Endresultat einer völligen Erschöpfung des Herzmuskels. Er nahm keines der günstigen Angebote an, die ihm wegen außerordentlicher chirurgischer Geschicklichkeit gemacht wurden, sondern ließ sich in einem kleinen schlesischen Badeort nieder, um eigenen Forschungen nachzugehen. In Unkenntnis und Ablehnung der damals schon über informierende Zeitschriften verfügenden Naturheilweisen war Klimawechsel die einzige ihm bekannte physikalische Erholungstherapie. So stellte er in engem Kontakt mit der Heilstätte Görbersdorf vergleichende Reihenuntersuchungen an, aus denen klar hervorging, daß sich die Patienten, die er lediglich durch Liegekuren, gute Kost und ständigen Aufenthalt in frischer Luft an den Klimafaktoren teilhaben ließ, sich besser erholten als diejenigen, die die üblichen Badekuren mit unterstützenden Medikamenten bekamen. Unter Einbeziehung der Ortsansässigen, unter denen es viele Kümmerlinge gab, in seine Beobachtungen erkannte er, daß der Atemanreiz der Hauptwirkungsfaktor des Klimawechsels ist. Er sann auf eine Methode ihn nachzuahmen, um die Patienten unabhängig von Ortsveränderungen zu machen.

Als er nach zehn Jahren in die Stadt zog, um seine Erfahrungen über Klimawechsel in praktische Hilfe für die Patienten umzusetzen, hatte er das *Naturgesetz* gefunden, auf dessen Benutzung die Wirkung seiner Methode beruht. Er verstand darunter die Erfahrungstatsache, daß das vegetative Nervensystem immer als Ganzes reagiert, das heißt, daß die Einwirkungen an einer beliebigen Stelle automatisch zweckmäßige Regulationen an allen anderen Teilen des Organismus auslösen. Die Zusammenfassung dieser Beobachtungen in der Broschüre *„Der theoretisch und praktisch erwiesene, untrennbare Zusammenhang aller äußeren und inneren Organismusteile des Menschen"* (Selbstverlag 1924), wurde damals mit Achselzucken übergangen und ist heute als Banalität überflüssig geworden. Seine praktische Methode aber entspricht den Anforderungen, die an eine moderne Therapie gestellt werden.

Er bestritt, daß eine dauerhafte Hilfe für die Blutzirkulation und die Herzkraft heute noch von der Peripherie her durch Packungen, Bäder, Training usw. gebracht werden könnte, weil alle diese Maßnahmen für das geschädigte, degenerierende Nervensystem des modernen Großstädters wiederum zusätzliche Belastung (Streß) bedeuten.

Vielmehr war er bestrebt, vom Zentrum her, durch gut dosierbare nervale Reizung, die Vasomotoren in seine Gewalt zu bekommen. Wenn das gelang, dann mußten sich die Leistungen der parenchymatösen Organe und ebenso alle vegetativen Funktionen meßbar steigern lassen. Den dadurch hervorgerufenen überraschenden Verschlimmerungen (als Heilkrisen der Naturheilmedizin längst bekannt) stand er anfangs schwer beunruhigt ganz allein mit seinem ärztlichen Verantwortungsbewußtsein gegenüber.

Erst zehn Jahre nach Erprobung seiner Vibrationsbehandlung, nachdem er die drei günstigsten Ansatzpunkte für deren Effekt über dem Kreuzbein herausgefunden hatte und von elektrischer zu elektromechanischer Reizung übergegangen war, wagte er sich an infektiöse und lebensgefährliche Fälle. Er durfte im Laufe der Jahre gerade an schweren, diagnostisch oft ungeklärten und vor der antibiotischen Ära als therapieresistent geltenden Krankheitszuständen den Wert seiner Methode erleben.

Als er sich 1917 in Berlin niederließ, konnte er schon nach zwei Jahren nur mit Voranmeldung neue Patienten annehmen. Sie kamen von allen Gegenden Deutschlands und des Auslandes in regelmäßigen Abständen von drei bis zwölf Monaten zu Wiederholungen der Behandlung, manche 25 bis 30 Jahre, wodurch sie leistungsfähig und rückfallfrei bis ins hohe Alter blieben. Bei Ärzten und Behörden stieß er auf Unverständnis und Ablehnung. Die immer wieder erbetene klinische Nachprüfung scheiterte an der Bedingung der Abstinenz von Genußmitteln und Medikamenten, von der er nicht abgehen konnte, da die unerwünschten Nebenwirkungen an den durch seine Behandlung sensibilisierten Patienten sich um das Zehnfache gesteigert auswirkten.

Auch die Bitte an das Gesundheitsamt, ihn zur Behandlung der von den entsetzlichen Frostschädigungen Betroffenen des Rußlandfeldzuges zuzulassen, was eine Hauptbewährung für sein Verfahren hätte werden können, wurde abgelehnt. Aber er erfuhr mit Genugtuung, daß seine langjährigen jüngeren und älteren Patienten beim Militär sich als seuchenfest und allen Anstrengungen gewachsen erwiesen, auch unter ungünstigen Bedingungen.

Mit medizinischen Kreisen hatte er jede Berührung verloren und interessierte sich nicht mehr für Fachzeitschriften, deren Streit um symptomatische Behandlungsmethoden ihm überflüssig vorkommen mußte. Die Yogalehre bewegte ihn noch einmal sehr, als er als alter Mann mit ihr zusammentraf. Er begriff, daß er vom körperlichen Umkreis her auf ähnliche Weise die Veränderungen auszulösen gelernt hatte, die sie vom Geistigen her bewirken konnten, unter Benutzung derselben vegetativen Reflexbahnen.

Nach Verlust seiner Wohnung, seiner Apparate und fast aller Aufzeichnungen durch Luftangriff, erlag er im Alter von 76 Jahren, nach strapaziösen Bahnfahrten, in einem Ausweichquartier, in dem er seine Arbeit fortzusetzen gedachte, einem Schlaganfall.

Er hinterließ keine druckreifen Schriften. Seine informierenden Aufsätze wurden in den *„Mitteilungsblättern der Eduard-Winkler-Gemeinschaft“* abgedruckt, die wie alle privaten Vereine in der Hitlerzeit aufgelöst worden war.

Als ich in der Landpraxis, die ich durch Notdienstverpflichtung zu versorgen hatte, von jeder Arzneizufuhr 1945 abgeschnitten wurde, waren Winkler's Apparate mein wichtigstes Rüstzeug bei lebenbedrohenden Zuständen, sobald die elektrische Stromversorgung wieder funktionierte. In dieser Zeit konnte ich Erfahrungen sammeln, wie sie unter normalen Verhältnissen unmöglich gewesen wären. Die schwersten Fälle der Typhus- und Diphterie-Epedemien mußten zu Hause bleiben, da das ungeheizte und schlecht mit Nahrungsmitteln versorgte Kreiskrankenhaus in 25 Kilometer Entfernung ständig überfüllt war. Diesen Seuchen stand ich mit ganz ungenügenden Serummengen und ohne wirksame Herzmittel gegenüber. Aber es gelang fast immer, auch die toxischen Fälle zu retten und die Lähmungsfolgen in sehr kurzer Zeit zu beheben. Eine Mutter von vier Kindern starb an toxischer Diphterie, nachdem die ersten drei Behandlungen ihr sofort Erleichterung gebracht hatten. Der Hals schwoll ab, die Atmung wurde wieder leichter, befriedigende Nahrungsaufnahme setzte ein, und sie konnte sich nachts zum Schlafen umlegen. Am Tag der fälligen vierten Behandlung trat Stromsperre für 50 Stunden an ihrem Wohnort ein. Sie starb in der zweiten Nacht, nach der dritten Behandlung, an Herzschwäche. Das Herz konnte eine Pause von 48 statt 24 Stunden noch nicht durchhalten — erst nach der fünften Behandlung ist man außer Lebensgefahr. Meningitiden sah ich mehrfach, nach einem beängstigenden Stadium der Somnolenz, mit Trismus und spastischen Krämpfen, wieder zu sich kommen und allmählich völlig ohne Schaden ausheilen, ebenso die vielen unvermeidlichen, schweren gonorrhoischen Adnexitiden.

Gültige Aufzeichnungen und objektive Befunde konnten damals nicht angefertigt werden. Mir selbst und den Kollegen, die meinen Berichten Glauben schenken, können sie aber wertvolle Hinweise geben für die weitgesteckten Indikationsbereiche einer ausschließlich zentral gezielten Neuraltherapie ohne Unterstützung von Medikamenten.

Durch Vermittlung des Verlagsinhabers von *A. Marcus & E. Weber*, der selbst mit seiner ganzen Familie jahrzehntelang Winkler-Patient ist, gelang es mir, im Jahr 1948 eine Broschüre (*Die Winklerkur, Ein neuer Weg zur Heilung durch Beeinflussung der Organismuszentrale*) herauszubringen, in der alles, was von *Winklers* Aufzeichnungen übrig geblieben war, zusammengefaßt wurde.

Durch Vermittlung *W. Devrients*, der diese Methode als eine der wirkungsvollsten biologischen Heilungsmöglichkeiten erkannte, wurde mir im Jahre 1948 für vier Wochen eine klinische Versuchsstation in einem Berliner Krankenhaus eingerichtet, auf der ich 25 Patienten unter Kontrolle eines Assistenzarztes behandeln durfte. Ich erhielt so die ersten Krankengeschichten mit Vergleichswerten im Blutstatus, in Blutdruckwerten und laufender Notierung der objektiven und subjektiven Symptome, die zur Veröffentlichung benutzt werden konnten.

Im folgenden Jahr fand in Wuppertal der erste Ärztekursus im Hause der Kollegin *Hahn* mit sechs Teilnehmern statt, die seitdem in verschiedenen Städten Westdeutschlands die Methode ausüben. Auf einen Artikel von mir im *„Deutschen Gesundheitswesen“*, Heft 35 (1949) über *„Herztherapie durch Beeinflussung der vegetativen Steuerung“* meldeten sich sofort 50 Kollegen, von denen aber nur wenige bereit waren, die Bedingung des Selbstversuches zu erfüllen, an der ich mit Zustimmung aller Winkler-Ärzte weiter festhielt.

Durch die Wiederherstellung der Arbeitsfähigkeit des Kollegen Dr. med. *Erich Schäfer,* der durch Herzdekompensation mit Strophantin-Unverträglichkeit Invalide geworden war, bekam ich für sechs Monate eine Sonderstation in Berlin-Buch, auf der ich, wenn auch noch unter schwierigen Verhältnissen, wenigstens 75 gut kontrollierte Krankengeschichten der verschiedensten Diagnosen sammeln konnte.

Nach Ablauf dieser Sondergenehmigung übernahm ich eine Kinderheilstätte am Rande von Berlin, in der ich Gelegenheit hatte, etwa 60 Kinder aller Altersstufen mit extrapulmonaler Tuberkulose zu betreuen und in geeigneten Fällen zu *winklern,* wodurch weitere gut geführte Kurven mit Blutkontrollen, regelmäßigen Röntgenbefunden und Gewichts- und Brustkorbmessungen gewonnen werden konnten und einige Kollegen hospitierend ausgebildet wurden. Diese Arbeit fand nach einem Jahr ihren Abschluß durch Übergabe der Heilstätte an die Charité in Berlin.

In diese Zeit fiel der Besuch eines alten Winkler-Patienten aus Buenos Aires, der den argentinischen Arzt Dr. *Herzog* mitbrachte, der im Auftrag des Ministeriums de Salud Publica die Winkler-Methode erlernte. Nach seiner Rückkehr richtete man ihm eine spezielle Asthmastation im öffentlichen Dienst ein, auf der er, laut statistischer Durcharbeitung seiner laufend exakt unter fachärztlicher Kontrolle geführten Krankengeschichten, befriedigende Erfolge in 85 % der Fälle zu verzeichnen hatte. Das ist besonders hoch anzurechnen, da er in der Mehrzahl chronisch gewordene, medikamentsüchtige Fälle aus der einfachsten arbeitenden Bevölkerung zu behandeln hatte, die die Vorschriften in bezug auf Ruhe und Liegekuren weder im Anfang genügend, noch später laufend, einhalten konnten. Einige Monate später wurde ich durch die argentinische Regierung für drei Monate eingeladen, um die Methode beim Abklingen der verheerenden Poliomyelitis-Epedemie jenes Jahres zu demonstrieren und eventuell einzuführen. Als Hauptschwierigkeit ergab sich dort, daß die Absättigung der Gewebe mit Sauerstoff, die ja das wirkungsvollste Heilmoment bei der Winkler-Methode ausmacht, erschwert wird

1. durch das Klima, das an heißen Tagen mit einem Luftfeuchtigkeitsgehalt oft bis zu 95 % den Gaswechsel im Organismus in jeder Hinsicht ungünstig beeinflußt,
2. durch die Ernährung, die den Vorgang der *inneren Erstickung* begünstigte (riesige Fleischportionen auch für Bettlägerige, Weißbrot, Kuchen und Süßigkeiten als Basiskost, die durch reichliche Früchtezufuhr ausgeglichen werden könnte, wenn diese nicht durch Notreife, Konservierungs- und Färbemittel weitgehend entwertet würden), und
3. war ein Arzneimittelabusus, speziell in antibiotischen Mitteln und eine Beliebtheit orthopädischer Apparate zur Gewohnheit geworden, zu dem die Winkler-Kur in schroffem Gegensatz stand.

Trotzdem ließen sich eine Reihe schöner Erfolge sehr beschleunigt erzielen, sowohl bei Poliomyelitis-Lähmungen, wie bei Lähmungen nach Schlaganfällen, Gehirnstörungen nach Enzephalitiden und hormonalen Drüsenstörungen.

Die Ansichten der dort herrschenden klinischen Kreise aber differierten so weitgehend mit denen einer natürlichen Heilweise, daß dort mehr noch als hier erst eine langsame Vorbereitung durch private Initiative die Wege bahnen muß.

Seit meiner an diese Reise anschließenden Niederlassung in Hamburg-Rissen habe ich laufend Kollegen ausgebildet, die sich auf meine Aufsätze in der *„Ars Medici"*, im *„Hippokrates"* und der *„Erfahrungsheilkunde"* hin meldeten.

Winkler ließ mich vier Monate neben sich sitzen, um die Patienten zu beobachten und ihre Herztöne vor und nach der Behandlung abschätzen zu lernen, ehe er mir in seiner Abwesenheit eine Behandlung übertrug. Dann erst gönnte er sich, zum ersten Male seit 18 Jahren, eine Praxisunterbrechung von vier Wochen Dauer.

Die ersten sechs Kollegen, die ich im Jahre 1948 ausbildete, kamen für vier Wochen, die weiteren wollten nur noch 12—14 Tage zur Erlernung der Methode opfern, wobei zwei, die wegen erheblicher Krankheitszustände den Selbstversuch erstrebt hatten, gerade im Zustande heftiger Reaktionen abreisten.

Die Berechtigung zum Erwerb des *Symavibra* war bis 1958 an den Nachweis der Erlernung der Methode im Selbstversuch geknüpft. Es soll an dieser Stelle wie auf einer Ehrentafel vermerkt werden, daß der Erfinder und Hersteller, Ingenieur *Albert Schubert,* diesen Vertrag eingehalten hat, entgegen seinem eigenen Vorteil, da er mit uns Winkler-Ärzten fürchtete, daß die Methode in Mißkredit kommen könnte durch oberflächliche, und darum wirkungslose oder gar schädigende Ausführung. Die Übernahme der Apparatefabrikation durch die Firma Dr. *W. W. Loebe,* die zugleich erhebliche Verbesserungen der Apparatur mit sich brachte, machte diesen Vertrag hinfällig.

Darum wurde durch die Initiative des Kollegen *Kempe,* jetzt Hahnenklee, „Bergsanatorium", eine neue Winkler-Gemeinschaft gegründet, die die Kollegen zum Erfahrungsaustausch sammeln, das erworbene Erfahrungsgut weitergeben und die Methode vor Mißkreditierung durch leichtfertige Mitläufer schützen soll.

Zugleich ist dadurch eine Stelle entstanden, durch die der suchende Patient einen ausgebildeten Winkler-Arzt in seiner Nähe ermitteln kann und über Neuerungen im Verlauf der Anpassung der Kur an Fortschritte im medizinischen Umkreis mit unterrichtet wird.

Hamburg-Rissen, November 1966 KÄTHE BISCHOFF

Einleitung

Bedeutende Erfindungen, nicht nur im technischen, sondern auch im naturwissenschaftlichen und medizinischen Sektor wurden schon oft im Auf und Ab der Kulturen in verschiedenen Ländern, unabhängig voneinander, gleichzeitig gemacht, wenn „ihre Zeit“ gekommen war. So wurde Ende des vorigen Jahrhunderts die überragende Bedeutung des vegetativen Nervensystems auf den Ablauf jedes normalen und krankhaften Geschehens im Warmblüterorganismus von drei Männern in verschiedenen Ländern entdeckt und therapeutisch ausgewertet.

Speranski fand bei seinen physiologischen Experimenten in der *Medulla oblongata* das vegetative Zentrum zur Auslösung des Abwehrsyndroms bei infektiösen Erkrankungen. Es gelang ihm, ohne Medikamente, vermittels der *„Liquorpumpe“* (Einstich der ansaugenden Spritze im Genick und mehrmalige Ansaugung und Zurückgabe des Liquors) erstaunliche Beschleunigung vieler Heileffekte, speziell bei Infektionskrankheiten, in Gang zu setzen. Er war sich der Nachteile dieses chirurgischen Eingriffs, der in kurzen Abständen wiederholt werden mußte, bewußt und äußerte bei der Veröffentlichung den Wunsch, daß es Nachfolgern gelingen möge, dieselben Erfolge auf ungefährlichere Weise auszulösen.

Alexander, der als Sänger bei krankhaften Störungen seiner Stimme bis zum Versagen keine Hilfe bei medizinischen Kapazitäten gefunden hatte, entdeckte im Selbstversuch bei der unermüdlichen Beeinflussung der Kehlkopffunktionen und -haltungen die Bedeutung der *Medulla oblongata* als Schaltstelle für die Funktion des Vegetativen Nervensystems bei jeglichem Krankheitsgeschehen. Er entwickelte auf diese Beobachtungen hin eine Therapie, bestehend in manuellen Massagen am Halsteil und Haltungskorrekturen der ganzen Wirbelsäule, die sich erfolgreich bei einer großen Zahl von Freunden und Schülern mit körperlichen Beschwerden und vegetativen Fehlleistungen erwies, die bis dahin vergeblich Hilfe bei ihren Ärzten gesucht hatten. Er gründete eine Schule, die sich ständiger Verbreitung erfreut, da seine Methode in lehr- und lernbarer Form festgehalten werden konnte.

Winkler, der als einfacher praktischer Arzt von den Heilmöglichkeiten der Tuberkulose, der er in der eigenen Familie begegnete, unbefriedigt geblieben war, erfand durch Experimentieren an der Wirbelsäule mit elektrischem Strom die wichtigsten vegetativen Schaltstellen im Sakralteil und entwickelte mit ihrer Auswertung seine Vibrationsmethode, mit der er erstaunliche Veränderungen ohne medikamentöse Beihilfe, ja sogar unter ausdrücklichem Verbot einer solchen, zu erzeugen lernte.

Ein erfahrener Schriftsteller gab seinen Freunden den Rat, sich nicht zu scheuen, auch die einfachsten Wahrheiten immer wieder zu sagen und zu schreiben, da doch der Irrtum um uns her ständig wiederholt wird — und dadurch am Leben bleibt. Die Wahrheiten, die Winkler zu einer Zeit fand, da sie als Abwegigkeiten und Belanglosigkeiten spottend übergangen wurden, werden in diesem Büchlein wiederholt, obwohl man sie jetzt in vielen medizinischen Zeitschriften als moderne Ent-

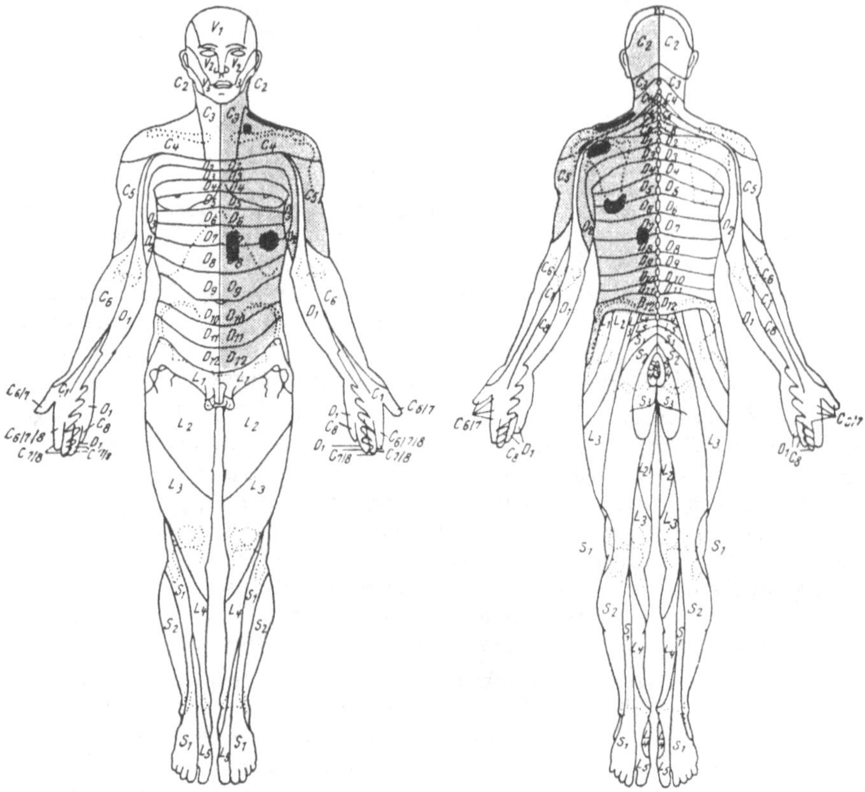

Vorderansicht Rückansicht

Magenerkrankungen

Zonen: C 1—8 } links
D 1—12

Aus: Otto Gläser, Segmentmassage (Leipzig, 1952)

deckung verwertet findet. Erfahrungstatsachen, die durch Erkennung und Benutzung von Naturgesetzen gewonnen werden, sind nicht zeitgebunden, sondern lassen sich bei allen bedeutenden, nicht der Mode unterworfenen, Fortschritten als Ergänzung einbauen. Das Ziel ist immer das gleiche: die gestörte Ganzheit wieder herstellen. Wo sitzt die Organismuszentrale, die Winkler mit seinen Vibrationen anzuregen verstand — und auf welchem Wege gelangen Steuerungsimpulse bis an jede einzelne Zelle? Jeder Weg, der Erfolg verspricht und den experimentell gesicherten Erkenntnissen der Hochschul-Medizin nicht widerspricht, sollte einer Nachprüfung gewürdigt werden . . . , „denn natürlich muß unsere Macht über das Nervensystem noch deutlicher in Erscheinung treten, wenn wir lernen, es nicht nur zu schädigen, sondern nach unserem Ermessen zu stärken“ (Pawlow).

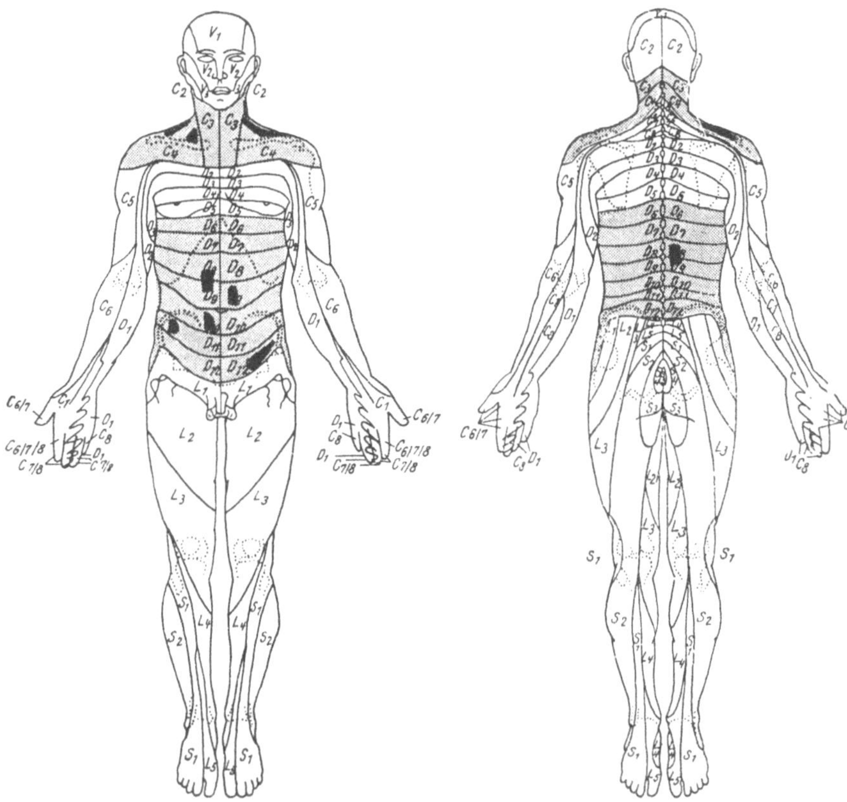

Vorderansicht Rückansicht

Darmerkrankungen

Zonen: C 3—4, D 6—12, L 1—2

Aus: Otto Gläser, Segmentmassage (Leipzig, 1952)

In der Behandlung und Beseitigung von Infektionen, Drüsendefekten und Stoffwechselkatastrophen hat die klinische Therapie, fußend auf den ihr zugeordneten wissenschaftlichen Instituten, so große Erfolge zu verzeichnen, belegt durch eindrucksvolle Statistiken, daß die Erfahrungen eines Praktikers, gewonnen in der kurzen Spanne eines Einzellebens und weniger Nachfolger, nicht konkurrieren können.

Es ist der Zweck dieser Broschüre, sie zur Nachprüfung und zum weiteren Ausbau zur Diskussion zu stellen, wobei das Wort von Hahnemann, der ebenfalls zu seiner Zeit übergangen oder bekämpft wurde, auch hier als Bitte angeführt werden soll:

Macht's nach, aber macht's genau nach!

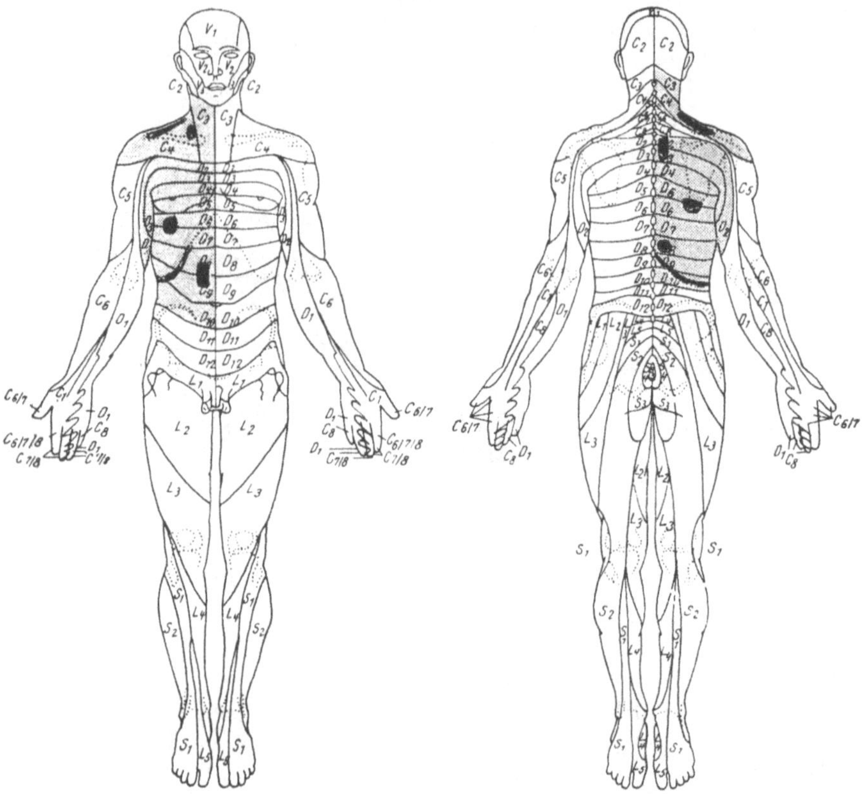

Vorderansicht Rückansicht

Gallenblasenerkrankungen

Zonen: C 3—4 } rechts
D 2—10 }

Aus: Otto Gläser, Segmentmassage (Leipzig, 1952)

Der erste Abschnitt schildert die Wirkungsweise der Methode bei den überaus häufigen Zuständen, die weder Krankheit sind (also auch nicht mit Medizin korrigiert werden können) noch Gesundheit, da das Lebensgefühl und die Leistungsfähigkeit unaufhaltsam absinken, bis der Mensch, anfangs als Patient kaum erkannt, in Arbeitsunfähigkeit und Siechtum landet, oft „in den besten Jahren".

Heilungen von krankhaften Zuständen, bei denen wir mit unserer Methode erst zum Zuge kommen, nachdem der volle, meist jahrelange Einsatz der üblichen Therapie erfolglos geblieben war, werden im vierten Abschnitt angeführt. In diesen Fällen drohte Invalidität oder war bereits eingeleitet. Diese Patienten haben den Vorteil, daß die Behandlungstermine und ihre Ruhepausen nicht mehr durch äußere Rücksichten, sondern lediglich nach den Bedürfnissen des vegetativen Systems angesetzt werden können.

Obwohl wir den Patienten vor Behandlungsbeginn eine gedruckte „Einführung" in die Hand geben, wird dieses Buch, das zur Information der Ärzte geschrieben wurde, auch von Patienten und ihren Angehörigen gelesen werden. Das Publikum, aus dem sich die chronisch Kranken rekrutieren, wird ständig durch Presse und Rundfunk über medizinische Leistungen, leider auch über solche, die noch im Problemstadium stehen, in Erregung gehalten. So erleben wir täglich in der Praxis, daß das Halbwissen über neuartige Methoden in der Medizin geradezu als eine neue Krankheitsursache den Patienten mit Angst erfüllt, statt mit der Zuversicht, den geschilderten Zuständen entgehen zu können. Über die Wirkungsweise und Ausführung einer Naturheilmethode muß jeder Patient, der sich zu einem Versuch mit ihr entschließen will, voll unterrichtet werden. Er selbst, der seinen eigenen Leib Jahrzehnte erlebt hat, kann dem Arzt bei Findung der Krankheitsursache behilflich sein und muß, als bester Gehilfe des Arztes, an seiner eigenen Gesundung mitarbeiten.

Die Physik lehrt heute, daß alle Materie nur Schwingung ist, und daß resonante (harmonische) Schwingungen stärkerer Amplitude (d. h. größerer Kraft) belebend wirken — disresonante Schwingungen dagegen lähmend, unter Umständen sogar tötend. Unser Leben ist beherrscht von den Gesetzen der Biodynamik, denen auch die Tätigkeit unserer Organe unterworfen ist. Es gibt jahreszeitliche Veränderungen und Entwicklungsschübe nicht nur im Leben jedes Kindes, sondern auch in dem jedes Erwachsenen. Winkler, als aufmerksamer Autodidakt, hatte das an den Nachwirkungen der Syma bemerkt und trug dem weitgehend Rechnung bei Festsetzungen der Behandlungstermine und der Dosierungen. Er richtete sich mehr als nach den Angaben der Patienten nach der Kontrolle der Herztöne und den Blutdruckwerten vor und nach jeder Behandlung. Vor aufregenden Ereignissen (Examen, Geburten, Lebenskrisen, kriegerischen Ereignissen) wurden die Intervalle gekürzt oder eine Doppelbehandlung eingeschaltet. Dadurch konnte einem drohenhenden Abfall der Kräfte vorgebeugt werden. Da wir Ärzte nicht nur zur Beseitigung eingetretener Übelstände und Krankheiten, sondern ebenso zur Prophylaxe verpflichtet sind müssen wir unsere Patienten dazu erziehen im Sinne einer Vorplanung zur Verhütung von Krankheiten mitzuarbeiten.

Die Fließsche Periodenlehre und die von Hans Früh geschaffene Möglichkeit, sich diese Perioden schnell sichtbar zu machen, sind für den Anfänger in der Winkler-Methode und den für Beobachtung und Kombination natürlicher Vorgänge weniger begabten Therapeuten eine große Hilfe (Hans Früh: Sieg der Lebensrhythmen, Verlag Hermann Bauer, Freiburg).

Ganz eben so, wie Operationen, Bluttransfusionen und starke physikalische Anwendungen bei günstiger Rhythmenlage erfahrungsgemäß größere Effekte bei geringstem Risiko ergeben, ließe sich damit auch für den Winklerarzt durch rhythmengerechte Terminfestsetzung mancher Rückschlag im Befinden des Patienten vermeiden.

Denn *„nicht der Reiz heilt, sondern die Antwort des Organismus auf den Reiz"*.

I. Die drei Teile der Winkler-Kur

Blutkreislauf, *Atmung* und *Ernährung* sind die Angelpunkte für jede Ganzheitstherapie, mit der es gelingen kann, das kunstvolle Räderwerk des Organismus trotz unvermeidbarer Zivilisationsschäden reibungslos in Betrieb zu erhalten bis in das biblische Alter hinein, das ihm — seiner Anlage entsprechend — zusteht. Von jedem dieser Eckpfeiler aus kann der *circulus vitiosus* der Krankheit beginnen und auch durchbrochen werden. Es ist Veranlagung oder Entwicklungsweg, welchen Ansatzpunkt der Therapeut wählt. Mit Recht berufen sich die Atemlehrer darauf, daß die Beeinflussung der Atmung in alten Hochkulturen als die vornehmste Heilweise angesehen wurde, die bei meisterhafter Anwendung andere Maßnahmen überflüssig machte. In der heutigen Zeit, die wir in aufdringlicher Weise als eine Zeit biologischen Verfalles erleben müssen, tritt die Atemtherapie erst als letzter der drei Eckpfeiler in das Blickfeld der Ärzte. Trotz Verschlechterung, geradezu Vergiftung der Luft in den Städten, Einengung der Bewegungsmöglichkeiten und zunehmender „Innerer Erstickung" in allen Geweben, geschehen Genesungen und Überwindungen der schwierigsten und verfahrensten Krankheitszustände in tausenden von Fällen, ohne daß man sich um die Atmung des Patienten (sofern nicht die Atmungsorgane als solche erkrankten) bemüht. Das ist der beste Beweis dafür, daß gerade diese Funktion, als lebenswichtigste, von der erlahmenden Anpassungskraft bis zuletzt gestützt wird. Erst etwa seit 30 Jahren fängt auch sie an, häufig so sichtbar zu versagen, daß sie Stellungnahme erzwingt und dadurch zur Wiederbelebung unbeachtet gebliebener Atemschulen geführt hat. Wir Nachfolger stoßen nicht mehr, wie Winkler selbst, mit der Forderung obligater, täglicher Atemübungen auf Unverständnis. Im klinischen Sektor waren es die Chirurgen, die anfingen, bevorzugt Atemgymnastinnen als Hilfspersonal zu beschäftigen, da bei ihnen das Vertrauen in die *Vis medicatrix naturae* größer zu sein pflegt als das in die Vielzahl der Medikamente. Im Stadium einer fortgeschrittenen Degeneration des Atemtraktes ist die notwendige Steigerung des Gaswechsels in Gefahrenzeiten aber nicht mehr allein durch Training zu erwarten, sondern es muß die Kraft dafür zugleich durch gesteigerte Durchblutung übermittelt werden. Die Erfindung Winkler's erwies sich als ein so wirksamer spezifisch gelenkter Durchblutungsreiz, daß mit ihm allein lebensgefährliche, zum Teil von anderer Seite aufgegebene Krankheitszustände in Heilung überführt werden konnten. Als helfendes Moment, vom Erfinder nicht erwartet, aber regelmäßig erlebt und beobachtet, setzte nach einigen Minuten der Vibration an der untersten Ansatzstelle automatisch Atemvertiefung, oft bis zum Gähnen oder zur Seufzeratmung, ein, so daß mit jeder Behandlung neben der Vasomotorenbeeinflussung vom Zentrum her (Heilung von Innen nach Außen) zugleich für die Sauerstoff-Anreicherung der Gewebe gesorgt wurde (Beseitigung der „Inneren Erstickung"). Aus dem Bestreben, die gesteigerte Blutzirkulation zu erhalten und den notleidenden Geweben die Ergänzungsstoffe, vornehm-

2 Spiralen sollen die eingreifende Wirkung der Methode auf jeden der 3 Eckpfeiler des Lebensbereiches verdeutlichen. Der Blutkreislauf, die erste fötale Eigenfunktion, muß nach Geburt unmittelbar durch die Atmung ergänzt werden. Erst viele Stunden später wird Ernährung benötigt.

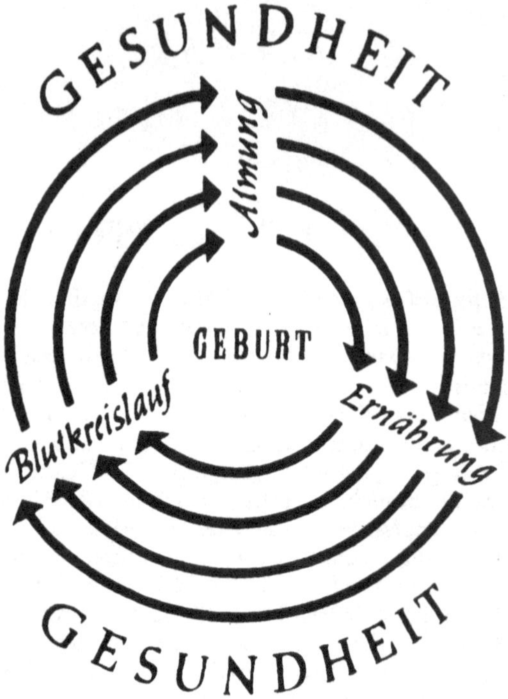

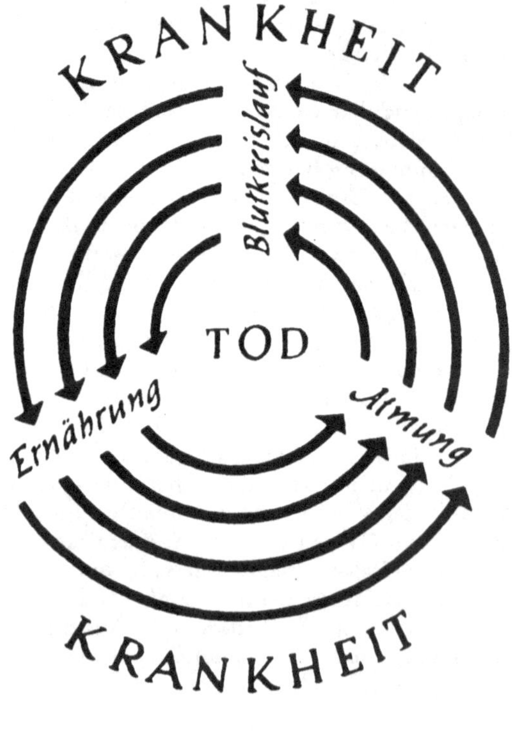

Häufigster Krankheitsanfang ist der Ernährungsfehler — er belastet die Atmung in ihren physikalischen Belangen, dadurch wird der Blutkreislauf erschwert und als Folge davon die Stoffwechselorgane wiederum belastet. So geht es abwärts in einen circulus vitiosus, wenn nicht Veränderung in allen drei Funktionen eingeleitet wird.

lich den Sauerstoff, in dem Maße zuzuführen, das durch die naturgesetzmäßig anfallenden Behandlungstermine vorgeschrieben wird, entstand das gestaffelte Atemtraining als zweiter Teil und später die Kurvorschriften, entwickelt durch Rücksprache mit den Patienten, als dritter Teil der Methode. In diesem wurde die Mithilfe des Kranken an der Heilung durch Ratschläge festgelegt, die eine Sabotage der Auswirkung des Vibrationsreizes durch Unkenntnis oder Nachlässigkeit verhindern sollten. Sie umfassen Maßnahmen zur Abhärtung, zum rhythmischen Wechsel von Ruhe und Bewegung, zur Abschirmung von unerwünschten Reizen und zur Gewährleistung der Absättigung der Gewebe mit Sauerstoff. Sie entsprechen also dem, was die Griechen unter *„Diaita"* verstanden, einem Begriff, der weit umfassender als das ist, was wir unter *Diät* verstehen. Eine *Winkler-Diät* in bezug auf die Ernährung gibt es nicht, die damals im Vertrauen auf den wiedererweckten Instinkt, dem Patienten weitgehend selbst überlassen wurde. „Essen aber müssen Sie, wenn jetzt Ihr Appetit zurückkommt, und zwar so!" sagte Winkler und hob die geballte Faust in die Höhe.

Unter dem Angebot einer Ernährung, die wir als wertarm und belastend im biologischen Sinne bezeichnen müssen, wurde und wird noch heute ein Großteil aller Kranken bis zur Arbeitsfähigkeit wiederhergestellt. Heilung, das heißt die reibungslose Funktion des Organismus in einer Ganzheit, die sich ungestützt von Medikamenten wieder selbst verteidigen kann gegen die Angriffe, die bis ans Lebensende nicht aufhören werden, ist mit diesem Zustande nicht identisch. Wir Nachfolger können dieselben Erfolge wie Winkler in dieser Epoche der „toxischen Grundsituation" nur erzielen, wenn wir die optimale Durchblutung und die Erlernung einer Vollatmung durch eine Vollkost ergänzen, die jede Einseitigkeit vermeidet und ein Angebot möglichst unverfälschter Nahrungsmittel enthält. Viele chemische Zusätze zur Verschönerung und Haltbarmachung haben sich als unerwünscht wirkende Medikamente erwiesen und müssen, genau wie diese, während der Kur vermieden werden (s. ergänzende Methoden).

1. Die Winklerbehandlung

a) Die Vibration

Winkler, der sich Spezialarzt für Sympathikusbehandlung nannte, da er ausschließlich dieses Organsystem seit 1902 zur therapeutischen Beeinflussung gewählt hatte, besaß entsprechend seinem akademischen Ausbildungsgange Vorstellungen von dessen Anatomie und Physiologie, die längst überholt sind. Umso bewundernswerter ist es, daß seine Kombinationsgabe und die Schärfe seiner Beobachtungen schon vor 60 Jahren zu einer Therapie geführt haben, die als eine selbstverständliche Folgerung und Forderung dieser neuen Theorien entstanden zu sein scheint. Er schrieb 1924: „Bisher mangelte es an der exakten Erforschung der höchsten Nerventätigkeit. Ihre Kenntnis hat den Beweis erbracht, daß das gesamte Organgeschehen und alle Krankheiten beim Menschen anders verlaufen als beim Tier — je nachdem, ob spezifisch menschliche Sorge und Angst oder ein spezifisch menschlicher Gesundungswille mit im Spiele sind und wie sich die gesellschaftlichen Verhältnisse dabei auswirken —." Gestärkt in seiner Ablehnung des Tierversuches durch die Erfahrungen seines Freundes Much, der eine Parallele selbst der banalsten

Infektionskrankheiten von Mensch und Nagetier nicht anerkannte, erprobte er den Reiz, den er als Heilfaktor einzusetzen gedachte, nur am Menschen. Er experimentierte planmäßig an allen Stellen herum, von denen aus Reflexwirkungen auf den Gefäßapparat zu erwarten waren. Über der *Medulla oblongata* und dem Sonnengeflecht erwies sich der elektrische Reiz, mit dem er die Versuche begann, als unerträglich, selbst in zarter Form. Als er dann die Wirbelsäule abwärts tastete, passierte es bei seiner eigenen Tochter, daß sie aufsprang, als er am Kreuzbein angelangt war und rief: „Vater, das kann ich aber da nicht aushalten!" Die Stelle war gefunden.

Erst als die Versuche mit elektrischem Strom, der ihm von der Klinik her als der wirkungsvollste Reiz bekannt war, keine Dauerwirkungen erkennen ließen, ging er zur mechanischen Vibration über. Schwingungen in Gestalt von unsichtbaren Strahlen der verschiedensten Lichtquellen, in Gestalt von hörbaren und unhörbaren Schallwellen, von spürbaren oder unterschwelligen elektrischen Strömen treffen unaufhörlich unseren Körper. Es ist die Aufgabe von Haut und Sinnesorganen, uns vor ihnen zu schützen oder sie an die Nervenzentralstellen weiterzumelden, zwecks Stellungnahme des Organismus. Der menschliche und tierische Organismus, wie jede Pflanze, jeder Mineralstoff sowie jeder Weltkörper ist nach moderner, physikalischer Auffassung eine Zusammenballung von Elektronen und Protonen, die in Schwingung sind. Die elektrische Struktur bedingt die Erhaltung der Sonderform. Wollen wir also den Organismus Mensch in seiner individuellen Form erhalten, so müssen wir in erster Linie seiner elektrischen Struktur eine Aufladung zukommen lassen, um ihn in die Lage zu versetzen, durch ununterbrochene Schwingungen seinen Bestand zu sichern.

Auf der Suche nach physikalischen Beeinflussungsmöglichkeiten ist die Vibrationsbehandlung in das Blickfeld der Ärzte gerückt. Jede Vibrationsmassage ist eine Nervenbehandlung, die auf das weitverzweigte Netz der peripheren Nervenendigungen des vegetativen Systems zielt.

Regelmäßige Erschütterungen in Gestalt von zarter Vibration sind dem Organismus ausgesprochen angenehm. Das Schnurren der Katzen, das Brummen der Bären und das gefährliche Knurren von Raubtieren vor dem Ansprung sind als ein Stimulationsreiz aufzufassen, mit dem sie ihr vegetatives System beeinflussen, sänftigend oder ankurbelnd. Auch beim Menschen vermag die Vibration, die beim Summen und Singen derjenigen Töne entsteht, die in ihrer Schwingungszahl dem jeweiligen Körperzustand angepaßt sind, Erregung auf das vegetative Nervensystem auszuüben — was in alter und neuer Zeit therapeutisch ausgenutzt worden ist. Kneipp berichtet von einem Vibrationserlebnis, das er auf einer Eisenbahnfahrt in die Schweiz hatte, bei der er, liegend auf der harten Bank eines Abteils 3. Klasse, stundenlang der gleichmäßigen Erschütterung durch die schnelle Fahrt ausgesetzt war. Noch 4 Tage lang hat er die wohltätige Nachwirkung im ganzen Körper konstatieren können (Großes Kneipp-Buch, S. 116). Winsch schreibt über die von ihm angewendete Vibration: „Das Gemeinsame bei allen Apparaten ist, daß mit Hilfe des elektrischen Stromes eine große Anzahl Stöße (bis zu 3000 pro Minute) erzeugt und dadurch eine Erschütterung hervorgerufen wird, die bis in die Tiefen des Körpers dringt und besonders geeignet ist, die Lymphbahnen und die Kapillaren zu beeinflussen. Die Vibration schlägt geradezu die Harnsäure aus den Kapillaren heraus und beseitigt dadurch sehr wirksam jede Blutstauung, ruft angenehme Wärme hervor und verbessert dadurch den Stoffwechsel. Eine Vibration des ganzen Körpers, genügend oft gemacht, kann schon allein Diabetes und Verstopfung heilen."

Cornelius wirkte durch zarte, mit der Hand ausgeführte Vibration auf die vegetativen peripheren Schmerzpunkte ein und konnte dadurch wunderbare Heilungen erzielen, die unbestritten geblieben sind. Die Ärzteschule, die er für seine Methode in der Charité einrichten durfte, ging aber wieder ein, da sich keine Nachfolger mehr fanden, die sich einer so subtilen Technik mit Ausbildung der Hand als Instrument widmen wollten.

Unter den zu seiner Zeit handelsüblichen Vibratoren erprobte Winkler als allein brauchbar für seine Zwecke den Vibrator, der mit einer biegsamen Welle an den Motor des Multostaten anschließbar war. Er wurde mit einem Doppelansatzstück und zwei Hartgummipelotten versehen, deren Entfernung voneinander, entsprechend der unterschiedlichen Distanz der *Foramina sacralia* verstellbar sein mußte. Dieser Vibrator mußte auf der Stärke I fest verstiftet sein, da die weiteren zwei Stärkegrade sich an der gewählten Ansatzstelle als viel zu starke, unbekömmliche Erschütterung erwiesen hatten. Nur die höchste Motorgeschwindigkeit, mit der 2100 Perioden pro Minuten erzeugt werden konnten, produzierte ein gleichmäßiges Vibrationsband mit wirksamer Amplitude. Leider war sie behaftet mit den ganz überflüssigen kreiselnden Schleuderbewegungen, die die Vibration wie Maschinengewehrfeuer streuten, dessen Strahl nur Wirkung hatte in dem Augenblick, wo er die erstrebte innersakrale Stelle traf.

18 Jahre lang hat Winkler täglich den schweren, den Theurapeuten mit Rückstößen belastenden Vibrator in der Hand gehalten von 9 bis 18 Uhr bei den jeweils 25 Minuten dauernden Behandlungen — eine opfervolle Tätigkeit, die er nur durch felsenfeste Überzeugung und Begeisterung für seine Erfindung durchhalten konnte. Ein später durch einen Fachmann hergestellter Halteständer vergröberte und veränderte die Vibration durch Rückstöße, wie seine alten Patienten deutlich empfanden, so daß er in lebensgefährlichen Fällen den Vibrator wieder in die Hand nahm.

Dieses Problem löste der Erfinder des *Symavibra,* Ing. Albert Schubert, Berlin, von Anfang an befriedigend.

Wenn sich eine gezielte Vibration an das vegetative Nervensystem als Erfolgsorgan wendet, muß sie in weit zarterer Dosis appliziert werden, als Vibration, die Muskel und Bindegewebe treffen soll. Weil die üblichen Vibrations-Apparate nur stark dosierbar waren, erstrebten die Patienten in großen Schmerzen immer wieder die Hand des Therapeuten.

Die Kraftleistungen des *Symavibra* liegen 100fach unter denen der handelsüblichen Geräte, wie folgende Vergleichszahlenreihe deutlich macht:

Stromaufnahme von 15—25 Watt bei 220 Volt Wechselstrom und Schwingungsfrequenzen von 50 pro Sekunde haben alle niederfrequenten Apparate gleicherweise. Schon 25 Perioden wären zu wenig und werden nur unangenehm empfunden. 16 Perioden sind unerträglich, wie acht Jahre dauernder Versuche ergeben haben.

Amplitude der üblichen Massagegeräte		2—2,4 mm schwach	2,8—3 mm stark
Amplitude des *Symavibra*	0,05 mm Stärke I	0,083 mm Stärke III	0,133 mm Stärke VI
Kraftleistung der Massagegeräte in mkg/sec.:		1,8 schwach	2,4 stark
Kraftleistung des *Symavibra*	0,00025 Stärke I	0,00078 Stärke III	0,0028 Stärke VI

So lächerlich gering diese Kraftleistungen erscheinen, so ist doch Stärke III, welche als die übliche für Erwachsene gilt, vielen vasolabilen Patienten, darunter auch einigen Ärzten, bereits so unangenehm, daß sie Stärke II oder I verlangen. In Sonderfällen wird sogar mit Zehntelgraden der Stärke I, natürlich nur an den richtigen Ansatzpunkten, die günstigste Wirkung verspürt.

Die einschneidende Wirkungsmöglichkeit schwacher Reize ist inzwischen wissenschaftlich erkannt und braucht hier nicht mehr erörtert zu werden. Man weiß seit Erforschung des vegetativen Systems, daß der sensibilisierte Organismus des Kranken schon auf minimale Reize heftig reagiert, die beim Gesunden wirkungslos bleiben. Die niederfrequenten Schwingungen des *Symavibra* verhalten sich zu denen der Hoch- und Mittelfrequenz-Apparate wie die homöopatischen Arzneimittel zu stark wirkenden chemischen Präparaten. Sie gehen als unterschwelliger Reiz am gesunden Gewebe eindruckslos vorüber, während sie im erkrankten binnen 25 Minuten Reaktionen auslösen werden, die in den folgenden Tagen und Wochen fortzeugend Umwälzungen veranlassen.

Um die Frage der Dosierung bei der inzwischen fortgeschrittenen Verbreitung der Methode von dem Unsicherheitsfaktor des Fingerspitzengefühls (bzw. der variablen Sorgfalt des Ausführenden, es sei Arzt oder Hilfspersonal) zu entlasten, erfand der Physiker Dr. Loebe, der die Methode als Patient Dr. med. Erich Schäfers am eigenen Leibe erfühlte, die neuen Federpuffer und einen Halteapparat, der zugleich die Sitzgelegenheit für den Patienten einbezieht. Dieser neue Ständer garantiert eine bessere Fixation des Apparates, ohne ihn mit Rückstößen zu belasten, so daß eine kurze Entfernung vom Apparat bei der zweiten und dritten Ansatzstelle störungslos ermöglicht ist. Die neuen Federpuffer sind auf drei Druckstärken mit Zwischenwerten geeicht und farbig markiert. Ein Stempel in den gleichen Farbenmarkierungen vereinfacht die Eintragung der Behandlungsstärke und Dauer in die eigenen Krankengeschichten und in die Begleitbriefe an die Winkler-Ärzte, die der Patient bei längeren Reisen oder Wohnungswechsel aufsuchen wird. Die erprobte Dosierung, von der der Erfolg abhängt, kann also den nachbehandelnden, vor allem aber den zwischenbehandelnden Kollegen übermittelt werden, die für gründliche Untersuchung und Anamnese eines nur sporadisch auftauchenden Patienten nicht beliebig viel Zeit opfern können.

b) Objektive Wirkungen

Im folgenden können als einigermaßen objektive Wirkungen der Vibrationsbehandlung Dr. Winkler's nur die Erscheinungen angeführt werden, die sich ohne subjektive Befragung des Patienten durch Beobachtung seitens des Arztes und Pflegepersonals oder durch Registrierung mit Instrumenten feststellen ließen. Leider war das bisher nur in sehr bescheidenem Ausmaß und mit sehr geringem Rüstzeug möglich. Eine Nachprüfung der Wärmestrahlungswerte an der Hautoberfläche konnte ebenso wenig durchgeführt werden, wie eine kapillarmikroskopische Registrierung der Veränderungen in den peripheren Kapillarschlingen. Auch für regelmäßige Messungen der Vitalkapazität der Lunge, die besonders wünschenswert gewesen wären, war damals kein Apparat zu beschaffen. Es wurden in Berlin-Buch auf meiner Sonderstation an 100 Kranken der verschiedenartigsten chronischen Krankheitsbilder, je nachdem sie mir von interessierten Kollegen überwiesen wurden, Blutuntersuchungen, EKGs und Grundumsatzbestimmungen so häufig durchgeführt, als es technisch einzurichten war. Planmäßige Notizen wurden vor und nach jeder Behandlung über die wichtigsten vegetativen Funktionen gemacht, wie Blutdruck, Verhalten von Stuhl und Harn, Schweißabsonderung und Schlaf. Dabei wurden die Angaben der Patienten nur soweit verwendet, als sie vom Pflegepersonal kontrollierbar waren. In der vorliegenden Aufstellung werden nur die Werte berücksichtigt, die sich während der ersten fünf Behandlungen ergaben, die ausnahmslos in acht Tagen ausgeführt werden. Medikamente und Diät werden in dieser Zeit nicht verabfolgt. Die einzigen Maßnahmen neben dem Vibrationsreiz von 24 Minuten Dauer waren: morgens kalte Abwaschung des Brustkorbes, fünf Atemübungen als Weckreiz der Atemfunktion und obligate Liegekur alle 2 Stunden für je 20 Minuten Dauer bei Stubenarrest mit guter Lüftung. Die Schwerkranken konnten anfangs keine Atemübungen machen und lagen sowieso schon wochenlang im Bett, so daß für sie der Vibrationsreiz und dauernde Lüftung die einzige Veränderung war.

Schlafstörungen meldeten von 100 Patienten 73. Dabei wurden Kranke mit Schmerzen, Anfällen und qualvollen Zwangslagen durch Stützgewebsveränderungen bei dieser Zählung nicht berücksichtigt, sondern nur solche mit gewohnheitsmäßigem Ausbleiben von Schlaf trotz relativ günstiger Bedingungen.

> 20 davon kamen während der ersten fünf Behandlungen zum Schlafen, die 45 weiteren bis zur achten oder neunten Behandlung.

In 13 Fällen trat abnormes Schlafbedürfnis ein, sogenannte Schlafsucht, so daß auch am Tage trotz guter Nachtruhe, unbekümmert um die geräuschvollen Vorgänge in den Krankensälen geschlafen wurde, ohne die Mahlzeiten zu beachten.

Auch die 27 Kranken, die vorher an ernstlichen Hinderungsgründen des Schlafes litten, kamen, bis auf zwei Hirngeschädigte, im späteren Verlauf der Kur zum guten Schlaf.

Auch die *Darmfunktion* ist ein sicherer Indikator für den Zustand des vegetativen Systems:

Von 100 Patienten waren fünf wegen chronischen Darmleidens mit Durchfällen auf die Station gekommen, die in den ersten acht Tagen unbeeinflußt blieben.

Zwei davon hatten quälende Tenesmen, die nach der 1. Behandlung verschwanden.

20 hatten in der Anamnese chronische Verstopfung (d. h. Stuhl nur alle 2—10 Tage).

8 davon bekamen in den ersten 8 Tagen normalen Stuhl (1—2mal täglich), die anderen erst später, 2 blieben verstopft.

75 Patienten waren ohne Angaben über Besonderheiten des Stuhlganges (täglich 3mal bis zu jedem 2. Tag 1mal als normal angesehen).

25 von den 75 bekamen in den ersten acht Tagen (fünf Behandlungen) plötzlich schmerzlose Durchfälle ohne Zusammenhang mit der Ernährung, die nach 2 bis 4 Tagen ohne Kostveränderung wieder sistierten,

5 weitere in der folgenden Woche (6.—7. Behandlung).

Stuhlvermehrung bis zu 3mal täglich, wo es vorher einmal gewesen war, meldete die Mehrzahl, obwohl das übliche Krankenhausessen, das fett- und fleischhaltiger als die Heimatkost war, aber weniger Gemüse und Obst enthielt, eher stopfend auf die Patienten zu wirken pflegte, die ich auf anderen Stationen beobachtete. Dort wurden regelmäßig Abführpillen von den Schwestern verabfolgt.

Harnfunktion. Die Harnmengen konnten wegen Mangel an Meßgeräten, an Räumen, wo diese aufzustellen waren und Personalmangel nicht regelmäßig gemessen werden. Harnvermehrung wurde notiert, wenn Patienten, die vorher 3—5mal in 24 Stunden Harn ließen, 6—10mal urinieren mußten, einerlei ob tags oder nachts.

Von 100 Fällen kamen 5 mit chronischen Blasenreizzuständen auf die Station.

In 3 Fällen hörten diese schmerzhaften Tenesmen nach der ersten Behandlung auf.

Die eigentlichen Urinbefunde veränderten sich erst nach der fünften Behandlung.

Von 95 Fällen hatten

19 wenig Urin vor der Kur (1—2mal in 24 Stunden),

76 normale Häufigkeit (3—5mal in 24 Stunden);

davon bekamen

25 Harnvermehrung (6—10mal täglich),

10 Harnflut (d. h. Ausschwemmungszustände, in denen Tag und Nacht fast stündlich uriniert wurde).

Setzt man den Stichtag für die Harnvermehrung nicht nach der fünften, sondern nach der achten Behandlung an, so ergibt sich eine Harnvermehrung in 85 % der Fälle, besonders bemerkbar an den Tagen und Nächten nach den Behandlungen.

Die Nachtwache in meiner Kinderheilstätte gab unbefragt an, daß sie immer wisse, welche Kinder *„gewinklert“* worden waren, weil diese in der folgenden Nacht mehrere Male urinieren müßten.

Durchblutungsstörungen in Gestalt von chronisch kalten Füßen und Händen und Gefäßkrämpfen oder partiellen Schweißen bestanden bei allen Patienten schon jahrelang.

In 52 Fällen waren durch Lähmungen, Schlaganfälle, Gelenkschwellungen oder Venenentzündungen besonders ungünstige Zirkulationsbedingungen eingetreten,

17 davon meldeten bis zur fünften Behandlung eine auffällige Durchwärmung der befallenen Körpergegenden,

15 erst nach der siebenten bis neunten Behandlung,

der Rest brauchte monatelang, bis gleichmäßige Durchwärmung aller Körperteile einen geregelten Blutkreislauf anzeigte.

Schweißsekretion trat in allen Fällen ein, wo diese Funktion vorher verloren gegangen war, oft allerdings zu einem ziemlich späten Zeitpunkt der Kur.

Von 66 Fällen mit normaler Schweißsekretion, bei denen keine fieberhaften Attakken vorlagen, wurde

25 mal auffällige Schweißvermehrung bis zur fünften Behandlung beobachtet.

Die vegetativen Dystoniker, denen bereits bei der ersten Behandlung der Schweiß in Tropfen unter den Armen zu rinnen beginnt, wurden hier nicht mitgezählt, da bei ihnen vorher schon abnorm lebhafte Sekretion bei jeder Erregung bestand.

Blutdruckmessungen wurden in 90 Fällen während der ganzen Dauer des stationären Aufenthaltes vor und nach jeder Behandlung ausgeführt, ebenso Pulszählungen. Die Pulszahlen sind derart schwankend, daß bei der geringen Patientenzahl irgendeine Gesetzmäßigkeit sich nicht herausstellte. Die Blutdruckwerte sind während der ersten fünf bis acht Behandlungen vor und nach jeder Behandlung verschieden, was als ein Beleg für die Gefäßirritation anzusehen ist, die durch die 25 Minuten dauernde Vibration verursacht wird. Bei Herstellung der Tabellen wurden die Werte nach der Behandlung als unmittelbare Reizfolge nicht berücksichtigt, sondern nur die Werte vor der ersten und vor der fünften Behandlung miteinander verglichen.

Zur Beurteilung wurden herangezogen:

21 Hypertoniker
22 Hypotoniker und
47 Normale (d. h. RR von 110 bis 150 mg/Hg.)

Die Höhe des Blutdruckes, die dem Menschen nach Maßgabe seiner Körperbeschaffenheit zusteht, ist in ihren Gesetzmäßigkeiten noch wenig erforscht. Entsprechend den gewöhnlichen Faustregeln habe ich als Hypotoniker die Fälle eingereiht, die Blutdruck von 110 mg/Hg an abwärts aufwiesen.

Bei den 21 Hypertonikern sank der Blutdruck bis zur fünften Behandlung in 15 Fällen um 20 bis 30 mg/Hg, 6 zeigten keine Veränderung.

Bei den 22 Hypotonikern stieg er in 15 Fällen an um 10 bis 30 mg/Hg

in 4 Fällen sank er um 5 bis 10 mg/Hg,

in 3 Fällen blieb er gleich.

Bei 47 Patienten wurden normale Blutdruckwerte beobachtet (d. h. von 110 bis 150 mg/Hg)

in 16 Fällen blieben sie bis zur fünften Behandlung unverändert.
(Zeichen beginnender Anpassungsschwäche.)
in 8 Fällen stiegen sie an um 10 bis 25 mg/Hg,
in 23 Fällen sanken sie ab um 10 bis 30 mg/Hg.

Diese gefäßerweiternde Wirkung der Behandlung, sowie die zentral ausgelöste Aktivierung des Steuerungsmechanismus, der auf „Normalisierung" hin arbeitet, hat sich bei allen weiteren Kontrollen über längere Zeiträume bewiesen. Man kann demnach mit einer Blutdrucksenkung nach der Syma rechnen:

1. bei Hypertonikern in der ersten Phase, die durch nachfolgende Weiterbehandlung stabilisiert werden muß,

2. bei Hypotonikern ebenfalls in der ersten Phase, die subjektiv als vermehrte Mattigkeit und Depression empfunden wird. Erst in der zweiten Phase erfolgt die Hebung um 20—40 mg/Hg als Folge der wiedererstarkten Anpassungsfähigkeit,

3. bei Normalwertigen (bei 23 von 47 Patienten um 10—30 mg/Hg) als Ausschlag auf einen zarten Reiz bis zur fünften Behandlung, der von da ab keine meßbare Veränderung mehr bewirkt. (Zeichen von Elastizität im Gefäßsektor.)

Eine Blutdrucksteigerung in erster Phase tritt als Fehlregulation (paradoxe Reaktion) bei Normalwertigen, Hypotonikern und Hypertonikern auf, die unsere Aufmerksamkeit erregen muß und besonderer Sorgfalt in jeder Beziehung bei der Leitung der Kur bedarf. Es sind dieses die Patienten, die im Zustand chronischer *Überreizung* leben und schon nahezu physiologische Reize nicht mit übertrieben starken Ausschlägen (das wäre Blutdrucksenkung bis zum Kollaps, was vorkommen kann), sondern mit verkehrten beantworten.

Der Vollständigkeit halber sei darauf hingewiesen, daß andere Reize (physikalische, chemische und auch psychische) in erster Phase bei jeder der genannten Gruppen beträchtliche Steigerungen auslösen können (s. Krankengeschichten im Alter. Patienten, deren Reaktionsweise uns bekannt ist, werden durch die Syma unmittelbar korrigiert.

Eine kurze Betrachtung der Blutdruckschwankungen vor und nach jeder Behandlung ergibt, daß bei 82 von 90 Fällen ein Zeitpunkt eintritt, an dem die Werte gleich bleiben, das heißt der Gefäßapparat auf diesen Reiz nicht mehr mit einem Ausschlag reagiert.

Dieses Phänomen trat

10 mal schon bei der 3. bis 4. Behandlung,
31 mal bei der 5. Behandlunng,
19 mal bei der 6. Behandlung,
9 mal bei der 7. Behandlung,
5 mal bei der 8. Behandlung,
8 mal bei der 9. bis 13. Behandlung auf.

Von diesen Fällen blieb 52mal der stabile Zustand, wenn erreicht, weiterhin bis auf geringe Schwankungen bestehen.

Hämogramme wurden von 75 Patienten in regelmäßigen Abständen angefertigt. Es sollen hier nur diejenigen vor der ersten und zwei Tage nach der fünften Behandlung (d. h. nach zehn Tagen) verglichen werden.

Im *roten Blutbild* veränderten sich die Hämoglobinwerte folgendermaßen:

in 52 Fällen stiegen sie an um 2 bis 15 %,
in 10 Fällen blieben sie gleich,
in 13 Fällen verminderten sie sich um 3 bis 10 %.

Die Erythrozytenzahlen von 73 Hämogrammen blieben

in 7 Fällen unverändert,
in 27 Fällen verminderten sie sich um 0,1 bis 0,8 Mill.,
in 39 Fällen vermehrten sie sich, und zwar
14 mal um 0,1 bis 0,3 Mill.,
11 mal um 0,3 bis 0,5 Mill.,
13 mal um mehr als 0,5 Mill.,
1 mal um 1 Mill.

Der Farbindex der 73 Fälle wurde

40 mal zur Norm hin verändert, davon
18 mal überhöhte Werte zur 1 hin gesenkt um mehr als 0,04,
22 mal zur 1 hin erhöht um mehr als 0,04,
27 mal blieben sie gleich, das heißt bewegten sich in Streugrenzen von 0,02 nach oben oder unten,
2 mal stieg der bereits erhöhte Index noch weiter an,
4 mal senkte sich der vorher normale Wert.

Bei Betrachtungen des *weißen Blutbildes* ist es zwecklos, die Veränderungen der Zahlen der verschiedenen Leukozytengruppen zu beleuchten, ohne sie in Beziehung zu den verschiedenen Krankheitsbildern zu bringen. Ihre Vielfalt war in dem vorliegenden Material, das ohne Auswahlmöglichkeit zusammengeströmt war, so groß, daß erst weitere Beobachtungszahlen gesammelt werden müssen.

Die absoluten Leukozytenzahlen von 75 Hämogrammen waren

44 mal vermehrt,

sei es, daß sie gering waren und auf normale Werte anstiegen, sei es, daß sie normal waren und weiter anstiegen. Es kann bei chronischen Krankheitsfällen dadurch auf den Eintritt in eine neue Kampfphase geschlossen werden, zumal die Werte der Blutsenkungsreaktion sich parallel verhielten.

29 mal verminderten sie sich, davon
12 mal von über 8000 abwärts bis zu 6000,
17 mal von 7000 abwärts bis unter 6000.

Das Verhalten der Eosinophilen muß bei einer Therapie, die sich direkt an das vegetative Nervensystem wendet, noch gesondert betrachtet werden, da sie als spezieller Indikator der vegetativen Grundsituation des Organismus angesehen werden.

In 75 Hämogrammen waren sie nach 10 Tagen

41 mal vermehrt, und zwar
16 mal um 1 oder 2,
21 mal um 3 bis 5,
4 mal um 6 bis 7.
19 mal verminderten sie sich um 1 bis 5,

was man als Zeichen der Beruhigung eines bei der Aufnahme in exaltiertem Zustande befindlichen Nervensystemes deuten könnte.

8 mal blieben sie unverändert,
2 mal waren sie nicht vorhanden und tauchten auch bis zur 5. Behandlung nicht auf,
5 mal waren sie im ersten Hämogramm enthalten

und verschwanden dann.

Davon waren zwei Fälle sehr gefährdet und konnten in ihrer abstürzenden Krankheitskurve nicht aufgehalten werden (Gehirnerweichung und Tbc), während drei Fälle sich wieder erholten und dann später auch wieder ein bis vier Eosinophile aufzuweisen hatten.

Dieser überaus bescheidenen Aufstellung sind trotz des Jahrzehntes, in dem eine anwachsende Zahl von Kollegen diese Methode mit Eifer und Erfolg verwendet, keine eindrucksvolleren ergänzenden Zahlenreihen anzufügen, da sie sich nur in der Regelmäßigkeit des Betriebes klinischer Stationen erheben lassen. Dem Praktiker fehlt nicht nur das Instrumentarium und die Zeit dafür, sondern auch das Interesse. Er erlebt immer wieder bei der sorgfältigen, möglichst häufigen Erhebung aller verfügbaren Befunde, zu der er in seiner Ausbildungszeit erzogen wurde, daß der Erfolg der gemeinsamen Bemühungen von Arzt und Patient, die bei unserer Methode zu einem „Arbeitsteam“ zusammengeschlossen sind, in keiner direkten Beziehung zu objektiven Befunden steht. Blutsenkung, Blutbilder, Gewichtstabellen und Harnanalysen haben ihren unbestreitbaren Nutzen in jeder Kurphase. Röntgenaufnahmen, EKGs, EEGs, Angiografien sowie jede Art mikroskopischer Gewebsuntersuchungen sind nur mit Einschränkung als „objektive“ Befunde zu bezeichnen, da sie von dem mehr oder weniger irritierten Zustand des Patienten ebenso abhängig sind wie von der zeitbedingten wissenschaftlichen Einstellung oder Fähigkeit des Beurteilers. Trotzdem würde man sie gern möglichst häufig zur Sicherung der Diagnose und vor allem der Prognose zu Rate ziehen, wenn nicht die pekuniäre Belastung der Patienten bei unserer langwierigen Behandlung, zu der öffentliche Versicherungen noch gar nichts und private nur einen Teil beitragen, zu äußerster Sparsamkeit nötigte. Bei geradliniger Besserung des Leistungsvermögens erübrigen sie sich und in kritischen Reaktionszeiten können sie kaum einen Einfluß auf unser Handeln nehmen. Die Manifestationen des vegetativen Systems, nach denen der Winkler-Arzt seine Entschlüsse ausrichten muß, sind mit Apparaten nicht objektivierbar, sondern bleiben der Beobachtungsgabe und Erfahrung des Arztes überlassen.

Beides kann er nur zu virtuoser Sicherheit entwickeln durch getreuliche Kontrolle der Auskultationsbefunde und Pulswerte vor und nach jeder Syma, deren Unterlassung bei dieser Methode als ein Kunstfehler zu bezeichnen ist. Er wird von gut geschulten Patienten auch als ein solcher empfunden. Drohende Reaktionen, befriedigende Fortschritte oder Kurfehler kann man nach diesen Kontrollen seinen Patienten autoritativ auf den Kopf zusagen, deren Effekt als Erlebnis sie nicht ableugnen werden. Darum genügt die befriedigend anwachsende Leistungsfähigkeit des erkrankten Organes trotz unveränderten objektiven Befundes nicht nur dem Patienten, sondern auch dem Therapeuten, solange er eine ausreichende Zeitdauer der Besserung konstatieren kann.

Zur Erleichterung der großen Verantwortung des Einzelnen in überraschenden, undurchsichtigen Phasen könnte ein engerer Zusammenschluß der Winkler-Ärzte mit schnell umlaufenden Erfahrungsberichten erheblich beitragen und ist von der neu gegründeten *Winkler-Gemeinschaft* geplant.

c) Kurzer Auszug aus den Behandlungsratschlägen für Ärzte

Die Winklersche Heilmethode besteht aus drei Teilen, die alle drei gleich wichtig sind und ineinander greifen, um das kunstvolle Räderwerk des Organismus trotz aller Zivilisationsschäden reibungslos in Betrieb zu erhalten, bis in das biblische Alter hinein, das dem menschlichen Organismus, seiner Anlage entsprechend, zusteht.

Der *erste Teil* ist die Behandlung selbst, im Anfang immer vom Arzt persönlich ausgeführt, der die Reaktionsweise des Patienten zwar abschätzen, aber erst während der ersten fünf Behandlungen so sicher erkunden kann, daß die Fortsetzung dann unter Mithilfe angelernten Personals möglich ist. Die Kontrolle der Herztöne vor und nach jeder Behandlung entscheidet über Intervall und Stärke der folgenden Behandlung.

Der *zweite Teil* ist die Atemgymnastik, die in systematisch sich steigernder Erschwerung für die Befriedigung anwachsenden Sauerstoff-Hungers im angekurbelten Organismus zu sorgen hat. Von ihr hängt der Fortschritt der Heilung, die wachsende Widerstandsfähigkeit gegen Infektionen und die Erhaltung der Leistungsfähigkeit in einem Maße ab, wie es Arzt und Publikum im allgemeinen vergessen haben.

Der *dritte Teil* enthält Kurvorschriften, die die Lebensweise des Patienten regeln, damit die im ersten und zweiten Teil erreichte Gesundheit nicht durch Fehler der Lebenshaltung durchkreuzt wird. Bei täglicher Wiederholung würde dadurch der Effekt der Syma aufgehoben.

Die Behandlung (Syma)

Die Behandlung selbst besteht in einer Vibrationsbehandlung über drei genau bezeichneten Ansatzstellen am *Os sacrum*. Sie wird jetzt nur noch ausgeführt mit dem Apparat *Symavibrat*, der in achtjähriger Forschungsarbeit, nach Erprobung aller vorhandenen Vibratoren, hergestellt wurde. Schwingungszahl, Amplitude und Schlagstärke dieses Apparates werden vom Nervensystem als physiologischer Reiz empfunden, der es belebt und anregt, ohne es bei Handhabung *lege artis* zu irritieren. Er läuft lautlos, völlig regelmäßig und verändert sich im Laufe der Jahre nicht durch mechanische Abnutzung, da die Vibration im magnetischen

Die drei Teile der Winkler-Kur

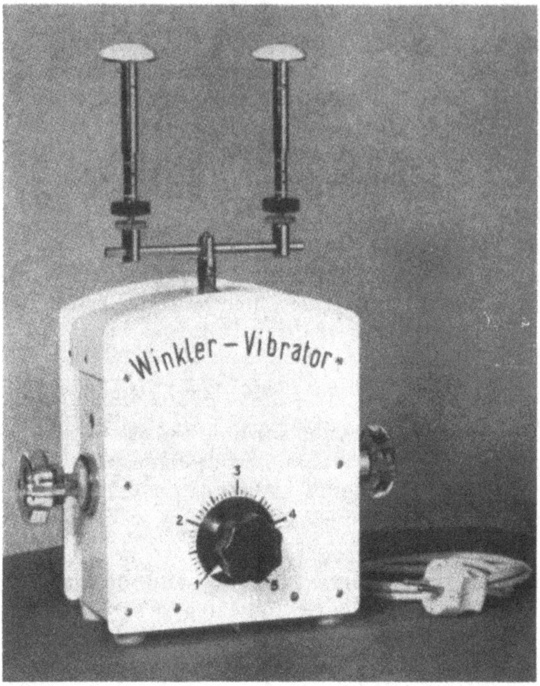

Der Winkler-Vibrator*) mit den 2 Ansatzpuffern, die auf einer Querstange im Abstand verstellbar sind, entsprechend der Beckenbreite des Patienten (s. Behandlungsratschläge für Ärzte). Der Dosimeter ist auf 5 verschiedene Stärkegrade eingeteilt, davon jeder wieder in Zehntelgrade unterteilt ist, um individuelle Dosierung zu ermöglichen. Die gefederten Puffer selbst sitzen auf graduierten Stiften frei beweglich auf, wodurch auch der Andruck an das Gesäß regulierbar und schriftlich fixierbar geworden ist.

Kraftfeld erzeugt wird. Der Patient kommt also in keiner Weise mit Elektrizität in Berührung, gegen die er, durch Störung in seinem Elektrohaushalt, die jede Erkrankung einleitet, sensibilisiert ist.

Die Intensität der Einwirkung läßt sich in vier Weisen variieren:

1. durch die Stärke der Vibration, einstellbar nach den Ziffern des Dosimeters,
2. durch die Stärke des Andruckes der Puffer gegen die Ansatzstellen,
3. durch die Dauer der Vibration über den drei genau bezeichneten Stellen des *Os sacrum* (s. „Sakrale Lokalisation"),
4. durch die Häufigkeit der Behandlungen.

*) Hersteller: Dr. W. W. Loebe und R. Kühn, Berlin 28.

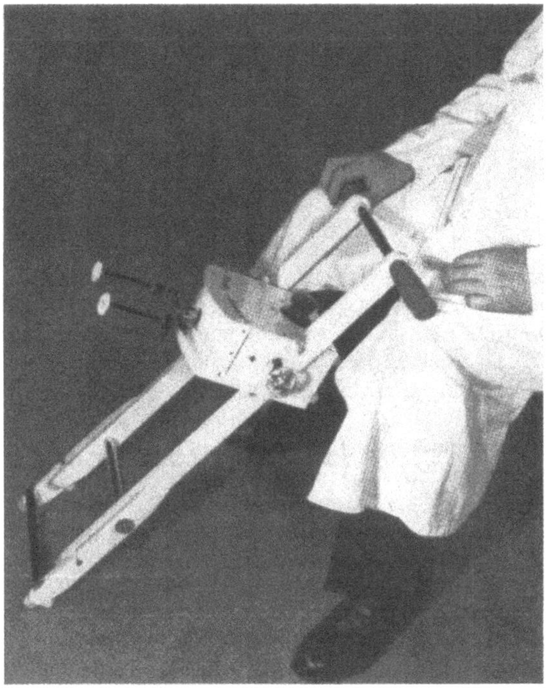

Ein Halteapparat*), der in 2 verschiedenen Höhen Kerben zum Einhängen des Vibrators besitzt und Gummimuffen an der Querstange, mit der der Andruck geregelt wird, schützen den Behandler vor Teilnahme an der Vibration.

Der Effekt hängt natürlich — abgesehen von der Ausführungsart durch den Arzt — wesentlich von der Ausgangssituation ab, in der sich der Patient befindet. Die Beurteilung dieses Faktors erfordert Beobachtungsgabe und psychologische Erfahrung und kann in keiner Weise aus der Fülle der mitgebrachten Untersuchungsresultate erschlossen werden. Dem Arztkünstler wird sie eher gelingen, als dem Wissenschaftler, der sich an „Normen" zu orientieren pflegt. Unser aller Nervensystem ist durch die gehäuften Reize des Zivilisationslebens überreizt — oft schon in das Stadium der Hemmung (Stress) eingetreten, bei vielen Patienten sogar in das der beginnenden Lähmung, das darauf zu folgen pflegt. Jeder Patient, der an unsere Kur mündet, hat ein oder mehrere lokalisierte Leiden, zu deren Beseitigung er einen erheblichen Teil der modernen Therapie bereits konsumiert hat. Er ist nicht mehr medikamentgläubig, sondern -überdrüssig. Es ist dem Winkler-Arzt nahezu unmöglich, den eigentlichen Krankheitszustand und die *causa* von den aufgepfropften Kunstkrankheiten zu unterscheiden. Bei der Abschirmung gegen alle

*) Hersteller: Dr. W. W. Loebe und R. Kühn, Berlin 28.

Medikamente und schädlichen Lebensgewohnheiten mit Kurbeginn pflegt sich die Lage sehr schnell zu klären. Selbstverständlich tauchen dabei die Beschwerden, wegen denen der Medikamentenkonsum ins Rollen gekommen war, vorübergehend wieder auf, worauf man den Patienten zweckmäßig vor Kurbeginn aufmerksam gemacht hatte.

Schwieriger ist es, die Nachwirkung von Bestrahlungsinsulten abzuschätzen, um einen günstigen Anfang für unseren Vibrationsreiz zu finden. Röntgendurchleuchtungen aus diagnostischen Gründen sollen vier Wochen vor Kurbeginn gemacht werden und dann ein Jahr unterbleiben. Therapeutische Bestrahlungen mit Röntgen und Radium müssen ein Jahr zurückliegen, bei Ultraschall müssen es drei Jahre sein. Leider werden diese zwar schmerzstillenden, aber gelenkschleimhautzerstörenden Eingriffe noch häufig gemacht, und die so behandelten Gelenke sind weitgehend resistent gegen unsere „Durchblutungstherapie". Zur schnelleren Beseitigung der verödenden Folgen würde man gern die ersten zehn Behandlungen in kurzen Abständen mit starker Dosis verabfolgen. Aber was dem Stützgewebe wohltäte, würde die Gefäß- und Eingeweidefunktionen zu überstürzten Ausschlägen anpeitschen, darum muß man einen Mittelweg einschlagen. Durch Intensivierung der Atemgymnastik und individuelle Verschärfung der Kurvorschriften in bezug auf Diät, Ruhe und Wärmehaushalt, läßt sich eine Beschleunigung der Heilprozesse beschwerdefreier erreichen als durch verstärkten Vibrationsreiz.

Zur Behandlung nimmt der Patient mit entblößtem Oberkörper auf einem Hocker vor dem Apparat Platz, über den er sein Handtuch gebreitet hat (zum Abwischen der oft beim Anfänger profusen Schweißausbrüche). Vor und nach jeder Behandlung werden die Herztöne kontrolliert, bis zur fünften Behandlung zusätzlich der Blutdruck gemessen. Beide Werte geben die wichtigsten Hinweise über die Treffsicherheit in der Dosierung und im Ansatz, darum notiere man sie vor und nach der ersten, fünften und zehnten Behandlung. Steigt der Blutdruck bei Pulsbeschleunigung (paradoxe Reaktion auf einen blutdrucksenkenden Reiz), so ist Vorsicht geboten — sinkt er um 10—30 Hg/mm bei Pulsverlangsamung und Vergrößerung des Schlagvolumens, so besteht noch gute Reaktionskraft.

Nur durch objektive Befunde läßt sich die Wirkung dieser Behandlung allerdings nicht beurteilen, sondern man muß weitgehend die subjektiven Empfindungen, die der Patient spontan äußert, mit berücksichtigen — namentlich in bezug auf die Stärke der Vibration. Wünschen nach geringerer Einstellung ist *immer* Rechnung zu tragen, denn die Tatsache, daß sie als unangenehm empfunden wurde, ist schon das Kriterium dafür, daß sie zu stark war. Wünschen nach stärkerer Dosis ist nur unter Berücksichtigung des objektiven Befundes stattzugeben. Sie entspringen allzuoft der Habgier („man will für sein Geld recht viel haben") — oder dem Bestreben, die Kur durch starke Behandlungen abzukürzen, was ebenso töricht ist.

Bei der fünften bis siebenten Behandlung erwartet man gleiche Meßwerte vor und nach der Sitzung als Anzeichen, daß eine gewisse Gewöhnung der Gefäßinnervation an den Vibrationsreiz eingetreten ist und größere Pausen am Platze sind. Bei der zehnten Behandlung pflegt bereits eine Normalisierung des Dauerwertes stattgefunden zu haben (das heißt, daß bei Hypotonikern und Hypertonikern die geplante Hebung oder Senkung schon vor der Behandlung festgestellt werden kann).

Der Brustumfang über der Brustwarzenlinie bei maximaler Aus- und Einatmung muß bei der ersten Behandlung notiert werden, denn an den erheblichen Differenzen, die schon nach sechs bis acht Wochen feststellbar sind, kann man dem Patienten die Zweckmäßigkeit seines Atemtrainings beweisen, wenn kein Spirometer vorhanden ist. Auch Gewichtskontrolle empfiehlt sich als objektiver Rückhalt für den Arzt. Eine Kur, die alle vegetativen Vorgänge steigert, um sie dann auf eine stabile Norm in Grenzen der angeborenen Konstitution zurückzuführen, bewirkt nicht nur bei den Übergewichtigen eine konsequente Abnahme (die sie erfreut), sondern auch bei den Untergewichtigen (die sich darüber grämen). Diese nehmen erst in zweiter Phase an Rundungen und Spannungen der Haut zu, wenn eine bessere Ausnutzung der Nahrung durch die differenzierte Leistung des Verdauungstraktes eingeleitet wurde.

Die Zimmertemperatur des Behandlungsraumes soll ebenso wie die der Patientenzimmer 18° C betragen, bei Dauerlüftung durch einen 3 cm großen Spalt im oberen Fensterteil. Schon Kneipp sagte: „Wie kann der Mensch gesund bleiben, der mehr als 18° C Wärme in seinen Räumen hat!“ — Heute sind in Büros und Mietwohnungen Temperaturen von 24 bis 26° C die Regel. Strahlende Wärmequellen dürfen während der Behandlung auch bei Versagen der Heizung nicht eingeschaltet werden, da sie störende Hyperämie an der zugewendeten Seite erzeugen. Eine Strickjacke, so übergezogen, daß der Rücken sichtbar bleibt und leichte Kniebedeckung, haben auch in den kohlenarmen Notwintern ausgereicht, um Erkältungen zu vermeiden.

Die Füße werden in Parallelstellung bequem auf den Boden aufgesetzt, Unterschenkel im rechten Winkel dazu, Wirbelsäule im rechten Winkel gegen die Oberschenkel, die Hände liegen entspannt auf den Knien — es ist genau die atemgerechte Haltung der ägyptischen Könige, in der diese drei Tage und Nächte pausenlos aushielten, ohne körperlichen Bedürfnissen nachzugeben, wenn sie die Gerichtsbarkeit in ihren Satellitenstaaten ausübten. Für Erschöpfte, Bettlägerige und Rückgratverkrümmte ist diese Haltung für die Dauer von 24 Minuten eine sehr belastende Aufgabe, die ständiger Korrektur bedarf. Wenn die Hacken den Boden nicht erreichen, muß eine Fußbank untergeschoben werden, da bei hängenden Beinen die Blutzirkulation im Oberschenkel blockiert wird.

Nach der Behandlung wird wieder Herzkontrolle durchgeführt, eine Atemübung gemacht und die Liegezeit eingehalten. Häufig schlafen bei Anfängern die Beine ein, was durch schnelles Auf- und Abtrippeln auf der Stelle in ein bis zwei Minuten zu beseitigen ist.

Winkler pflegte zu mahnen: „Wenn Sie hinter dem Patienten sitzen, so müssen Sie in Gedanken seine Blutzirkulation verfolgen, dann werden Sie an der Atmung und an den Stauungen bemerken, wo die Hemmungen sitzen und wie sie zum Verschwinden zu bringen sind.“ Ferner muß man durch Ausfragen Kurfehler ermitteln, den Patienten in den Gedankengängen der Kur schulen und seine Beschwerden anhören, damit seine Mitarbeit nicht erlahmt, sondern immer zweckmäßiger wird. Man vergesse nicht, daß der langjährige Winkler-Patient nur alle zehn bis zwölf Wochen für diese eine halbe Stunde, die er gut bezahlt, ärztlichen Rat einholen kann für alles, was in der langen Pause sein körperliches und seelisches Gleichgewicht erschüttern wollte. Es wäre sehr unbefriedigend für ihn, wenn der Arzt hinter ihm Briefwechsel oder Lektüre zu erledigen trachtet, wie oft geklagt wird. Auf klinischen Stationen, die mir dreimal zur Verfügung standen, können bis zu drei Patienten zugleich — vom Arzt beaufsichtigt — von Personal behandelt werden.

Stärke der Vibration

Der Stärkegrad der Vibration richtet sich nach Lebensalter, Konstitution und momentanem Kräftezustand des Patienten.

In der Regel werden Kinder	von 2 bis 4 Jahren	mit Stärke	$1^{1}/_{2}$ bis 2
	von 4 bis 8 Jahren	mit Stärke	2 bis $2^{1}/_{2}$
	von 8 bis 14 Jahren	mit Stärke	$2^{1}/_{2}$
Jugendliche	von 14 bis 18 Jahren	mit Stärke	2 bis 3
Erwachsene		mit Stärke	3
		allerhöchstens Stärke	4

behandelt, was bei mir in 20 Jahren nur zweimal angebracht war. Alte Menschen ab 70 Jahre behandele man nicht mit Stärke 3. Die Gefahr einer vorzeitig provozierten Gehirnblutung muß unbedingt vermieden werden. Schilddrüsenbetonte Männer und Frauen, vegetative Dystoniker und Kranke, die durch akute Krankheitsvorgänge geschwächt und sensibilisiert sind, bekommen Kinderportionen. Je elender der Mensch ist, um so mehr erlahmen die peripheren Widerstände im ganzen Gefäß- und Stützgewebe. Sterbende empfinden schon die minimale Einwirkung durch Stärke 1 als unerträglichen Eingriff und fühlen die Erschütterungen nach den ersten zwei Minuten bis in die fernsten Körperteile fortgeleitet, während normalerweise erst nach der dritten und vierten Behandlung Muskeln, Bindegewebe und Knochen zur Mitvibration kommen, wenn ein gewisser vorbereitender Entspannungszustand erreicht worden ist.

Stärke des Druckes der Puffer

Die Puffer sollen den drei Ansatzstellen nur anliegen, nicht in sie eingedrückt werden. Der Patient möchte den Druck recht stark empfinden und glaubt, daß er dann mehr von der Behandlung hätte. Ein starker Gegendruck aber hemmt die Aktionsfähigkeit der Pufferstange, die ja in minimalen Stößen vor- und rückwärts schwingt. Immer wieder muß man ermahnen: Der Apparat wird an Sie herangebracht, Sie haben sich nicht an ihn heranzudrücken. — Die Pufferumrisse zeichnen sich bei schlanken Menschen nach acht Minuten kaum sichtbar ab, bei Korpulenten werden sie durch das starke Aufdrücken zur Überwindung des Widerstandes des Gefäßfleisches hochrot, blassen aber schnell ab. Nur bei ödematös geschwollenen Geweben sinken sie dällenförmig ein. Die flüchtige Röte hinterläßt oft — wie jede Kapillarerweiterung — einen Juckreiz an diesen Stellen, der schnell verschwindet. Länger anhaltende Hautveränderungen werden durch die Vibration nicht ausgelöst.

Ängstliche Patienten und Kinder lasse man mit der Hand vorher die Geringfügigkeit der Erschütterung fühlen, um ihnen jedes Angstgefühl zu nehmen, das die Behandlungseinwirkung ausgesprochen beeinträchtigen würde. Bei der zweiten Behandlung ist Furcht und Mißtrauen gewichen.

1. Ansatzstelle

Die Pufferstange wird schräg nach unten in einem Winkel von 45° gegen das Kreuzbein geführt und zielt so etwa in den Brennpunkt der Konkavität dieses Knochens. Der Abstand der Puffer muß der Beckenbreite entsprechend eingestellt werden, wobei man sich am besten nach dem Querdurchmesser der Rautengrube richtet, deren Endpunkte oft als Grübchen sichtbar, zugleich die dritte Ansatzstelle markieren. Es ist günstiger, wenn der Abstand zu eng als zu weit berechnet wird, da die Grenzstrangganglien an der Innenseite der *Foramina* nicht weit von der Mittellinie des Wirbelkanals gelegen sind. Trotz sinnreicher Aufhängevorrichtung und elastischer Befestigung des Apparates am Sitzbrett ist bei der untersten Stelle ein Nachdruck mit der Hand unerläßlich, da der Widerstand, den das Gesäßfleisch in dieser schrägen Richtung bietet, ungemein variabel ist. Man setze so tief an, wie es möglich ist, ohne mit den Puffern das Sitzbrett zu berühren. Eine Ablösung des Behandlers an dieser Stelle bedeutet für den Patienten eine erhebliche Störung.

2. Ansatzstelle

Bei dieser Stelle steht die Pufferstange genau parallel zum Fußboden und der Apparat hält sich selbst in fixierter Schwebe. Sie liegt genau in der Mitte zwischen der untersten und obersten Ansatzstelle und trifft das Kreuzbein etwa auf der Höhe seiner Krümmung. Hier wird die Vibration, weil gradlinig fortgepflanzt, am stärksten erlebt. Bei Blutungsgefahr und anderen gefährdeten Situationen kürzt man die Zeitdauer um zwei Minuten.

3. Ansatzstelle

Auch hier hält sich der Apparat selbst in der Schwebe und braucht nur mit leichter Hand geführt zu werden. Bei Patienten mit Hohlkreuz und fleischigem Becken bekommt die Pufferstange einen kleinen Senkungswinkel gegen den Fußboden. Markieren Grübchen den Winkel der Rautengrube, so muß man kurz unter ihnen den oberen Pufferrand einsetzen. Bei Berührung der *Tuberositos iliac. post. sup.* infolge zu hohen Ansatzes entsteht unangenehmes Dröhnen im Kopfe und Schwindel als Folgezustand, was durchaus vermeidbar ist.

Dauer der Vibration über den Ansatzstellen

Für die Dauer der Vibrationseinwirkung hat sich ein Schema herausgestellt, das sich in vielen Jahren der Nachprüfung bewährt hat und nur in geringen Umfängen variiert werden sollte.

Bei Kindern	von 2 bis 4 Jahren	wird jeder Ansatzpunkt	2 bis 3 Minuten vibriert,
	von 4 bis 8 Jahren		3 bis 5 Minuten
	von 8 bis 14 Jahren		5 bis 6 Minuten
bei Jugendl.	von 14 bis 18 Jahren		6 bis 8 Minuten
bei Erwachsenen			8 bis 10 Minuten

Übergang vom Kind zum Jugendlichen	erst	6 — 6 — 8 Minuten
	dann	8 — 6 — 8 Minuten
	dann	8 — 8 — 8 Minuten
Pykniker, Athleten, Fettsüchtige und im Sinne des Myxödems Unempfindliche		10 — 10 — 10 Minuten
Patienten mit normaler Reizschwelle aber Stauung im Lymphsystem		8 — 8 — 10 Minuten
Blutungsgefahr in einem Organ (Lunge, Uterus, Niere, Gehirn)		8 — 6 — 8 Minuten
Dasselbe brei Frauen während der Menstruation, wenn sie auf den naturgesetzlichen Behandlungstermin trifft		8 — 6 — 8 Minuten
und bei Schwangerschaften mit Abortgefahr		8 — 6 — 8 Minuten

Doppelbehandlungen

(das heißt zwei Behandlunngen in so dichter Folge, daß nur ein oder zwei Tage dazwischenliegen) müssen immer so ausgeführt werden, daß die erste von beiden die stärkere und länger dauernde ist. Die zweite, die die Nerven bereits in irritiertem Zustand antrifft, muß je nach dem neuen Auskultationsbefund gemildert oder verkürzt werden. Man entschließt sich zu ihnen nur, wenn der Abfall im Kräftezustand durch unvermeidliche Ereignisse so groß geworden, daß *eine* Behandlung allein das Defizit nicht beseitigen kann. Es wäre dann unzweckmäßig, eine große Pause anzuschließen, in der es dem Patienten nicht gelingen würde, ohne nochmalige Hilfe die alte Frische wiederzugewinnen.

Häufigkeit der Behandlungen

Die Festsetzung der Behandlungtermine ist die schwierigste Aufgabe bei dieser Methode. Der Arzt muß für jeden Patienten eine Behandlungsskala anlegen, in der der Kurplan vorgezeichnet wird, wie er je nach Alter und Konstitution des Patienten im Wechsel der Jahreszeiten vorausberechenbar ist. Abweichungen davon und deren Ursachen werden kurz vermerkt. Nur so läßt sich bei eingetretenen Störungen beurteilen, ob sie durch ein Zuviel oder Zuwenig an Behandlungen enstanden sind. Während der ersten Kurwochen, fern vom häuslichen Milieu, in der unmittelbaren Nähe des Arztes, werden sie festgelegt nach dem Grundgesetz aller Reiztherapien: „Ein Reiz darf erst wiederholt werden, wenn die Wirkung des vorhergehenden Reizes abgeklungen ist.“ Nur den homöopathisch geschulten Kollegen ist dieses Vorgehen eine Selbstverständlichkeit. Am Verhalten von Puls, Blutdruck und Herztönen sowie am Ablauf der vegetativen Funktionen, den man durch Ausfragen ermittelt, lernt man den richtigen Zeitpunkt bald sehr genau abzuschätzen.

Die ersten drei Behandlungen erfolgen an drei Tagen hintereinander und bringen eine gewisse Aufladung. Der Patient fühlt sich täglich wohler, wird ruhiger, schläft gut, bleibt frei von Anfällen und faßt Vertrauen. Dann ist es höchste Zeit (die Härte des Herzschlages zeigt es an), daß ein Tag überschlagen wird und auf die vierte Behandlung zwei Tage Pause folgen. In diesen kann sich eine erste unangenehme Reaktion bemerkbar machen, die der Patient ohne Mißtrauen erträgt, wenn er darauf vorbereitet wurde. Wir haben die Erfahrungen Dr. Winklers bestätigt gefunden, daß nach der fünften Behandlung, also genau nach einer Woche, die Gefahrenzone akuter Krankheiten vorüber ist und das Herz nicht mehr versagen wird. Dieser Termin allerdings muß erst erreicht sein. Ein Abbruch der Behandlung vorher stürzt den Patienten in Lebensgefahr und läßt ihn in der eingetretenen Reaktion ohne Hilfe — ist also als „Kunstfehler" zu bezeichnen, für den es bei Ersatzansprüchen keine Entschuldigung gibt. Bei Lebensgefahr kann die erste Pause von 24 Stunden auf 12 bis 16 Stunden verkürzt werden, die zweite von 48 auf 24 Stunden, wenn zu befürchten ist, daß das Herz ohne abermalige Stützung die vorgesetzte Frist nicht überdauern wird. Danach müssen die Intervalle sofort verlängert werden. In beigefügtem Schema des ersten Monats legt man nach jeder Behandlung der Pause nur einen Tag zu.

1	2	*3*	4	*5*	6	7	*8*	9	10
11	*12*	13	14	15	16	*17*	18	19	20
21	22	*23*	24	25	26	27	28	29	*30*

Erwachsene, die mit durchschnittlicher Reaktionsstärke antworten, bekommen demnach in den ersten vier Wochen zehn Behandlungen, im nächsten Monat drei, im übernächsten nur noch zwei Behandlungen. Kinder und sensible Großstädter vertragen nur sieben bis acht Behandlungen in den ersten vier Wochen. Organisch Kranke fühlen in der ersten Hälfte der Pause die größere Hilfe, während in der zweiten Hälfte die Beschwerden langsam zurückkehren. Bei Nervenkranken ist es umgekehrt — sie sind in der ersten Hälfte übererregt, sowohl durch den Vibrationsreiz wie durch die gesteigerte Atmung mit der Sauerstoffanreicherung in allen Geweben, während sie in der zweiten Hälfte durch den Kräftezuwachs beruhigt werden.

Die günstigste Zeit für den Kurbeginn in der Kindheit ist das fünfte bis achte Jahr, wenn ererbte Schäden oder Organminderwertigkeiten beseitigt werden sollen. Die nächste günstige Periode liegt von 12 bis 15 Jahren, bei frühreifen Kindern von 11 bis 13 Jahren. Kommen kleine Kinder wegen interkurrenter Erkrankungen zum ersten Male an die Behandlung, so schließe man gleich die nötigen drei Jahre an, da der unbequeme und teure Anfang einmal gemacht ist und die Atemübungen erlernt sind. Von 15 bis 18 Jahren ist für Drüsenstörungen die letzte große Chance zum völligen Ausgleichen der Dysharmonie auf Dauer. Später müssen die Patienten viele Jahre, wenn nicht dauernd, in Behandlung bleiben, zumal, wenn sie sich in schädigendem Milieu befinden.

Bei akuten Krankheiten kann in jedem Alter von 1 bis 80 Jahren und in jedem Stadium begonnen werden. Mit Atemübungen aber fängt man erst an, wenn es der Kräftezustand erlaubt. Kinder unter vier Jahren brauchen noch keine zu machen, da Abhärtung und Lüftung als Atemreiz genügen.

Man hüte sich, zu früh mit der Behandlung aufzuhören. Ebensoviel Zeit, wie die Krankheit — ehe sie ausbrach — zur Entwicklung gebraucht hat, braucht sie, nach Abklingen der sichtbaren Symptome zur restlosen Ausheilung. Hatte der Patient schon vorher bekannte Konstitutionsschwächen, so führe man die Kur jedenfalls drei Jahre weiter.

Bei Patienten über 70 Jahre treffe man sorgfältige Auswahl. Die Kur verlangt soviel Umstellung und Mitarbeit, daß man sie nur dem zumuten darf, dem man zum Ersatz einen dauerhaften Aufschwung im Befinden garantieren kann. Erwachsene, die nur eine Anregung und Steigerung ihres erlahmenden vegetativen Tonus suchen, werden von einer sechswöchigen Kur schon großen Nutzen verspüren, vorausgesetzt, daß sie wirklich Fortschritte in der Atemgymnastik machen. (Kuranstalten in der Nähe von Winkler-Ärzten stehen zur Verfügung.) Sie dürfen in dieser Zeitspanne nicht besonders viele Behandlungen bekommen, sondern weniger als die Erkrankten (also sieben bis acht Behandlungen). Diese Frist läßt sich immer im Anschluß an große Ferien und Urlaub durch 14tägige Verlängerung mittels Attest erreichen. In einem noch kürzeren Zeitraum kommt es erfahrungsgemäß weder zu einer dauerhaften Hebung des Kräftezustandes, noch zur Belebung der verlorenen Selbstimmunisierungskraft. Anfänge mit nur drei Wochen oder gar 14tägiger Veränderung des täglichen Lebensplanes darf man nicht Winkler-Kur nennen. Sie können zur Absättigung der Körpergewebe mit Sauerstoff und zu einer Beseitigung der vorher geklagten Beschwerden nur mit einer wesentlichen Unterstützung durch zusätzliche andere Maßnahmen verhelfen (homöopathische Medikamente oder physikalische Behandlungen). Dadurch geht man aber des wichtigsten Vorteils verlustig, den die Winkler-Kur zu vergeben hat: der Wiedererweckung der Selbststeuerungsvorgänge.

Nur der Arzt kann entscheiden, wann Herz- und Gefäßsystem wirklich wieder einer Unterstützung bedürfen, die er manchmal auch anordnen wird, wenn der leichtsinnig gewordene Patient bei steigendem Kraftgefühl die Unbequemlichkeit der Ruhetage und Kosten umgehen möchte. Bis er in Dosierungsfragen Erfahrung gewonnen hat, halte er sich im Interesse seines guten Rufes an die niederen Frequenzen, denn ein Zuwenig an Reiz läßt sich jederzeit korrigieren und dadurch zu einem erfreulichen Ereignis gestalten, während ein Zuviel für lange Zeit die neugewonnene Harmonie zerstört.

2. Anteil der Atmung

Die Bedeutung der Atmung, zunächst in ihrer dreifachen, sichtbaren Leistung als Regulator des Stoffwechsels, als Wärmeregulator und als rein mechanische Druckregulationshilfe für die Körperflüssigkeiten war nach dem ersten Weltkrieg schon vielen Menschen klar geworden. Es entstanden Atemschulen, Gymnastik und Sport berücksichtigten die Eingliederung der Bewegungen in den Atemrhythmus und in Fabriken wurden kurze *Atempausen* mit Übungen für die ganze Belegschaft eingerichtet, die sich als überaus belebend auf die Konzentration und Leistungsfähigkeit statistisch nachweisbar bewährt hatten. In der Zeit der erneuten Militarisierung verfielen diese Ansätze zugunsten des erzwungenen Raubbaues aller Körperreserven im Kriege. Jetzt, da die zweite Nachkriegszeit schon lange zurückliegt, hat die Zunahme der „inneren Erstickung" durch die gegenteilige Lebensform eines bewegungsarmen Wohllebens alte und neue Atemschulen auf den Plan gerufen. Von einer selbstverständlichen Einbeziehung der Atemfunktionen in diagnostische und therapeutische Erwägungen ist man aber in der offiziellen Medizin noch weit entfernt, sofern nicht die Lunge als Organ erkrankt ist. Es verdient aber gerade in den Kreisen nüchterner, experimenteller Forschung Beachtung, daß der Mechanismus der physiologisch richtigen Tiefatmung durch die obligaten Veränderungen, die abwechselnd bei Ein- und Ausatmung im Bauch- und Brustraum vor sich gehen, in alle physikalischen und chemischen Lebensprozesse eingreift.

Die Atemoberfläche der ausgebreiteten Lungenbläschen beträgt bei tiefer Einatmung etwa 100 qm und bewegt bei ruhiger Atmung etwa acht Liter, bei größerer Anstrengung 80 bis 90 Liter Luft in jeder Minute, während der ganze komplexe Atemmechanismus, zuzüglich der Bewegung aller Eingeweide, durchschnittlich 8 000- bis 23 000mal in 24 Stunden von der zugehörigen Muskulatur betätigt werden muß.

Dadurch wird die *Magenfunktion*, sowohl in bezug auf die Austreibung des Speisebreies wie auch durch Anregung der Peristaltik, beeinflußt.

Ebenso erfährt die *Darmtätigkeit* eine Förderung in ihrem mechanischen, hämodynamischen, nervös-reflektorischen und chemischen Belangen.

Die Beeinflussung der *Leber* war durch ihre Lage direkt unter der rechten Zwerchfellkuppel am frühesten erkannt worden. Die alte Vermutung, daß während der Einatmung die Leber durch Abwärtsbewegung des Zwerchfells stark entblutet wird, wurde durch neuere Forschungen bestätigt und ergänzt.

Auf die *Milz* hat die tiefe Einatmung dieselbe, Blutdepots entleerende Wirkung (Hofbauer).

Gallestauungen und *Gallensteine* sind bei mangelhafter Bauchatmung ein überaus häufiger Befund. Neue, histologische Untersuchungen des Gallenganges erbrachten die Erklärung dafür. Nur an seiner Einmündung in den Darm verfügt er über eine Muskelschicht von 1—2 cm Länge, während er im übrigen nur aus einem bindegewebigen Schlauch besteht. Die Weiterbeförderung seines Inhaltes ist also von bewegenden Kräften in seiner Umgebung abhängig. Der Druck und der Sog der Atmung leistet den bedeutendsten Anteil dabei. Das erklärt die überwiegende Häufigkeit von Gallenerkrankungen bei korpulenten Frauen. Der Pessimismus der Chirurgen, die im allgemeinen eine Cholezystektomie erwägen, wenn ein Patient zum zweiten Male eine Gallenblasenentzündung bekommt, hat demnach seine Berechtigung, aber nur, wenn es nicht gelingen sollte, den natürlichen Leibmassageapparat wieder in Betrieb zu setzen. Mit der Winkler-Behandlung gelingt das nach der siebenten oder achten, spätestens neunten Behandlung, was sich am Abgang von Gallengries, kleinen Gallensteinen und reaktiven Durchfällen um diese Zeit erkennen läßt (Krankenbericht S. 86).

Bei dem Einfluß der Atembewegung auf *Nieren* und *Nebennieren* liegen die Verhältnisse ähnlich. Auch hier kann man die Zunahme der Nebennieren-Insuffizienzen und die geringe Heilungstendenz von Nierenbeckenentzündungen und Nierenerkrankungen vielleicht mit der zunehmenden Minderung der Atemexpansionen des Großstädters in Beziehung setzen. Das erklärt die Erfolge der Winkler-Methode gerade bei jahrzehntelangen Nierenleiden ganz ohne Diätforschung, ebenso wie die Beseitigung von Nierensteinen und die Verhütung ihrer Neubildung.

Wir erleben die Wiederherstellung von Nephrosen und Schrumpfnieren selbst im Stadium infauster klinischer Prognosen.

Auch die *Beckenorgane,* obwohl entfernter vom Zwerchfell, profitieren weitgehend von den hämodynamischen Atemwirkungen, die den Behandlungstagen folgen. Venöse Stauungen und Verhärtungen in Gestalt von Prostataschwellungen oder Myomen, Stauungskatharrhe der weiblichen Organe, Lymphstockungen und hinderliche Fettpolster im Unterbauch pflegen bei regelmäßiger Ausführung ausgiebiger Atembewegungen langsam zu verschwinden. Unter Mithilfe des aktiven Durchblutungseffektes der Vibration kommt es auch in fortgeschrittenerem Alter zur Funktionssteigerung der Keimdrüsen und Beseitigung von Sterilität.

Da die verjüngende Wirkung der Geschlechtshormone auf die Elastizität der Aderwandungen wichtiger ist als die vom Patienten ersehnte Belebung seiner herabgesetzten Geschlechtsfunktion, muß deren aktive Betätigung zugunsten anderer Reparationsaufgaben in den ersten drei Monaten zurückgestellt werden (Kurvorschriften S. 46).

a) Theorie

Bei dem Versuch einer wissenschaftlichen Erklärung unserer praktischen Erfolge, die immer wieder als unglaubwürdig bezeichnet werden, fällt der Beeinflussung des intermediären Stoffwechsels eine Hauptrolle zu, an der die Atmung einen ebenso großen Anteil hat wie die *Syma.*

Bei Azidose, wenn nichtflüchtige Säuren im Blut erscheinen, werden die Alkalireserven zu ihrer Verbindung verbraucht. Der erkrankte Mensch, der als Grundsituation zumeist eine vielfache Mineralunterbilanz hat, ist stärkeren Beanspruchungen des Puffersystems nicht gewachsen. Die Befreiung von den nichtflüchtigen Säuren geschieht normalerweise durch die Nieren. Nieren und Atmung können sich aber ablösen und ergänzen, so daß bei gedämpfter Atemfunktion in der Nacht die Niere vermehrt Säuren ausscheiden kann. Bei übersteigertem Säureanfall werden die Schweißdrüsen zur pH-Regulierung herangezogen — die Haut als „dritte Niere". Ihre Milchsäureausscheidung kann größer sein als die der Nieren. Die Öffnung des Schweißventiles, die durch die Syma in einem Ausmaß geschieht, daß Eheleute sich in der Anfangszeit „nicht mehr riechen" können, bringt in festgefahrenen Fällen die Wendung zum Guten, selbst bei Patienten, die im ganzen Leben noch nie hatten schwitzen können. Von Schwitzpackungen, deren Zeitpunkte sich mit den Plänen der inneren Steuerung nicht zu decken pflegen, wird dringend abgeraten, zumal die Atmung automatisch bei Azidose und pH-Belastung auf große Touren geschaltet wird. Gesteigerte Atemleistung vermindert die Notwendigkeit anderer Regulationen und erspart dem Organismus eine große vermeidbare Arbeit in kritischer Zeit.

Da Winkler den Wert dieses Momentes bei seiner Methode, die auf medikamentöse Nachhilfe verzichten mußte, durch gute Beobachtung erkannte, stellte er die aktive Förderung der Atemleistung an den Abschluß jeder einzelnen Behandlung, sobald der Kräftezustand im speziellen Falle das zuließ. Er schrieb 1924: „Wenn ein Arzt sich zum Schaden seiner Kranken nicht gründlich mit dem Wesen, der Art und der künstlerischen Erlernung einer Höchstleistung in der Atemgymnastik selbst befaßt, sondern diesen Abschnitt meiner Heilmethode übergehen und dem Geschmack seiner Patienten oder dem Hilfspersonal überlassen will, so zeigt das ein Manko, das dem Betreffenden in der Ausbildung anhaftet. Es besteht die Gefahr, daß er meine Methode, bei der die Ausübung der Atemgymnastik ebenso wichtig ist wie die Ausführung der Vibration, in Mißkredit bringt."

Zur Zeit der Erfindung seiner Methode war keinerlei Literatur über Atmung in seinen Blickkreis gekommen. Er entwickelte seine Atemgymnastik lediglich durch Erfühlen und Beobachten am eigenen Körper und dem seiner Patienten. Das Ziel war die maximale Entfaltung und Füllung der Lunge bis an die Grenzen der organgegebenen Möglichkeit.

Für das Zustandekommen richtiger Atmung muß der *Vagus* Impulse an das Zwerchfell geben, die Zervikal- und Thorakalnerven Impulse an die Muskulatur des Brustkorbes, der *N. glossopharyngeus* an Stimmbänder- und Rachenmuskulatur, der *Trigeminus* und *Fazialis* an Lippen und Nase gleichzeitig.

Der gemeinsamen, auf feinste Abstimmung angewiesenen Arbeit entsprechend liegen die Ursprungskerne dieser drei animalen Nerven dicht neben den vegetativen Zentren im Zwischenhirn.

Der eigentliche Gaswechsel hängt weitgehend von der Funktion der Kapillaren und der Beschaffenheit der Alveolarwandungen ab. Beide stehen wesentlich unter dem Einfluß des vegetativen Nervensystems. Sein Grundtonus, der Elektrolyt-Gehalt des Blutes und andere physiologische Umstände (Sauerstoffmangel oder -Angebot), wie auch bestimmte Pharmaka (Atropin, Adrenalin, Nikotin, Koffein usw.), können große Veränderungen bewirken. Bei diesen hochdifferenzierten Endgeweben ist der Reparationsfähigkeit nach langwierig einwirkenden Schädigungen eine Grenze gesetzt (z. B. S. 88 Hunger-Dystrophie, Heizerlunge u. ä.). Die Muskularis, beim Zivilisationsmenschen weitgehend nur durch Inaktivität atrophiert, ist bereit, sich entsprechend ihrer Beanspruchung wieder zu regenerieren. Für diesen Vorgang rechnete Winkler drei Monate bei Enthaltung von Berufsarbeit und Sport. Ist die Lunge selbst das erkrankte oder beschädigte Organ, so kann erst im Laufe von drei Jahren der Atemspielraum auf ein Normalmaß ausgedehnt werden, nachdem durch die Beeinflussung der Vasomotoren eine ausgiebige Blutzirkulation bis in die Endkapillaren vorbereitet wurde.

Der knöcherne, muskuläre und bindegewebige Anteil der Stützgewebe, der die Gestalt des Rumpfes bedingt, formt sich weitgehend nach dem gewaltigen, aktiven Geschehen des Atemstromes, für den er das Bett zu bilden hat. Er kann ihn fördern, einengen oder abbiegen.

Die Wirbelsäule als Achse des Atembewegungsablaufes ist in ihren Schädigungen nicht dauerhaft zu korrigieren ohne seine Mitkorrektur, die wiederum nur vorgenommen werden kann bei zweckmäßiger Rumpfhaltung. Es ist ein überaus günstiges Moment der Winkler-Kur, daß durch die Wahl des Pufferansatzes am *os sacrum* bei jeder Behandlung unmittelbar Einfluß auf beides genommen wird.

Streckung der Wirbelsäule bewirkt Erweiterung des Brustkorbes und Atemraumes. Die Muskeln des Brustkorbes sind bei Einatmung aktiv, bei Ausatmung passiv, die der Bauchdecke umgekehrt. Bei jeder normalen Inspiration bekommen die Wirbelsäulenstrecker das Übergewicht; sinkt ihre Tätigkeit unter die Norm, so schleicht sich ein Rundrücken als Dauerhaltung ein, mit allen Schäden auf die Brustorgane. Eine kräftige Arbeit der Rückenmuskulatur, die die Dorsalkrümmung flach erhält bis ins hohe Alter, wie wir es bei Winkler-Patienten regelmäßig erreichen können, bedeutet für den Organismus Kraftersparnis und, speziell für das Herz, Entlastung. Auch ist diese Haltung Vorbedingung für die fächerartige Spreizung der Rippen, die die Erweiterung des Brustraumes schon ohne bessere Füllung der Lungen bringt, die im Beginn der Kur noch dürftig ist, aber durch regelmäßige Atemübungen nachrückt. Jede normale und tiefste Einatmung wird immer neben der Zwerchfellsenkung eine deutliche Rippenhebung aufweisen, die zwangsläufig an der zweiten Ansatzstelle der Vibration durch Kontraktion des langen Rückgratstreckers ausgelöst wird. (Die Behandlung macht aus dem Menschen eine „Luftschnappmaschine", sagte Winkler.)

Eine große Zahl der Menschen hat leider schon eine verkümmerte Zwerchfellatmung. Das fordert eine kompensatorisch forcierte Brustatmung heraus, die bis zur paradoxen Bewegung im Krankheitsfall fortschreitet. Die erste Syma löst oft über die Erregung des Atemzentrums auf zentrifugalen Leitungen eine aktive Betätigung des Zwerchfells wieder aus.

Nach 10 bis 20 Minuten Vibration kann der Arzt sie an der Flankenbeteiligung bei den Atemzügen erkennen. Bei hochgradig Geschwächten ist Vorsicht am Platze. Der Wiederbeginn der verlorenen Zwerchfellatmung bringt eine große Veränderung in der ganzen Kreislaufdynamik, so daß Abstand von jeder aktiven Überei genommen werden muß. Sieht man schon während der ersten Syma eine auffällige Zwerchfellbewegung, so muß man die Sitzung vorzeitig beenden.

Im Verlauf richtigen Atemtrainings kommt es zu einer ausreichenden Nachentwicklung und Anpassung des Lungengewebes an die erweiterte Entfaltungsbreite des Brustkorbes. Von der Güte der Durchblutung während dieses Stadiums und der planmäßigen Übung hängt es ab, ob sich echtes Wachstum oder Emphysem entwickeln wird. Gesteigerte Beanspruchung in Zeitperioden noch unzureichender Durchblutung der Lunge verhindert die mit Sicherheit zu erwartende Nachentwicklung. Sie nötigt zur forcierten Tiefatmung, bei der die Sauerstoffversorgung am Orte des Bedarfs doch ungenügend bleiben wird. In diesem Stadium kann man im Schwarzwald ersticken, während der gute Atmer sich auch in der Großstadt gesund erhält. Darum gilt, abgesehen von der Arbeitsenthaltung am Anfang, das Gehverbot selbst bei ausreichendem Kräftezustand auch für Kinder bis nach der fünften Behandlung (acht Tage), außerdem Einschränkung von Verwandten-Besuchen und Schweigegebot (reden ist auch eine Arbeit), bis die neue Atmung *„sitzt"*. Ärzte, die nicht schon selber durch Atmung ihre eigene Höherentwicklung gesucht haben, müssen erst lernen, den Atem der Patienten zu beobachten, um ihn lenken zu können. Leider sind laut Statistik 80 % der Ärzte Raucher, also notgedrungen Flachatmer und uninteressiert am Atemtraining. Hierin liegt ein großer Hinderungsgrund zur Verbreitung der Methode.

Winkler selbst stellte schon vor dem ersten Weltkrieg nach umfangreichen Reihenuntersuchungen fest, daß die Elastizität des Lungengewebes beim Durchschnittsmenschen, aus dem sich unser Krankengut rekrutiert, durch generationslange Inaktivität und Fehlbenutzung so herabgesetzt war, daß in Erkrankungsfällen von aktiver Atemgymnastik allein keine Wiederherstellung erwartet werden konnte, ebensowenig wie von der Atemsteigerung durch Klimawechsel.

b) Atemübung

Ungewohnte Atemmuskeltätigkeit ist viel anstrengender als die Arbeit der äußeren Muskulatur, die durch gewohnheitsmäßige Benutzung gebrauchsfähig erhalten wird. Eine im allgemeinen von den Ärzten als „normal“ bezeichnete Atmung steht weit hinter der für eine Dauerheilung notwendigen zurück, genügt sie doch nicht einmal, um den gesunden Menschen vor schnellem Altern zu bewahren. Konnte man früher erwarten, daß ein Organismus wieder aus eigener Kraft gesundete, wenn er durch Medikamente und symptomatische Erleichterungen vorübergehend besser durchblutet wurde, so versagen solche Mittel heute nicht nur im Alter, sondern vielfach schon in der Jugend, auf die sich der Bewegungsstopp ausgedehnt hat. Jetzt gelingt Umschulung und Atemtraining bei der Mehrzahl der manifest Kranken nur noch mit Nachhilfe von seiten der Durchblutung. Sie kann wirkungsvoll über die Peripherie durch physikalische Einwirkungen oder Massagen gebracht werden (Kneipp, Dr. Ludwig Schmitt, Dr. Püschel), über den humoralen Steuerungsmechanismus durch Diätstöße und Fastenkuren oder direkt über die zentrale Anregung der Durchblutung nach der Methode Winklers.

Bei ständig ungenügender Atmung ist Blutarmut die erste Folge des Sauerstoffmangels. Werden Sparmaßnahmen im Sauerstoffhaushalt über längere Zeit provoziert, so wird z. B. die Darmmotorik bereits bei 80—75 % Sauerstoffabsättigung beeinträchtigt, bei 65 % kommt sie zum Stillstand (Schneider). Ähnlich liegen die Verhältnisse für die genitale Unterentwicklung. Winkler hatte bald die Erfahrung gemacht, daß die Muskulatur das erste Anrecht auf den anfallenden Sauerstoff hat und im Leistungszustand „den inneren Organen alles wegfrißt“. Die Massen-Amenorrhoe der Jugendlichen im Arbeitsdienst bei anfänglich vorzüglicher Ernährung war hierfür ein markantes Beispiel. Darum verbot er jeden Spaziergang bis zur fünften Behandlung, auch den körperlich Unbehinderten, ebenso das heiße Vollbad (Verblutung in die Peripherie) und übertriebene Kaltwasserreize. Nur im Ruhezustand hat die innere Steuerung Gelegenheit, schwache und kranke Gebiete bevorzugt zu beliefern.

Wie sind nun die Atemübungen, die zur Ergänzung des Vibrationsreizes erfunden wurden? Es sind garnicht mehrere, wie jedes andere System lehrt, es ist *nur eine einzige Atemübung*. Schon ihretwegen muß man auf dem Selbstversuch der Ärzte bei Erlernung der Methode bestehen; denn der Patient muß *diese* Übung anwenden, nicht irgendeine andere, die wieder noch andere zur Ergänzung benötigt.

Der Internist Prof. Anton, München, der die Methode speziell für Herz- und Kreislaufstörungen übernommen hat, weist gerade dieser Übung wegen ihrer Ein-

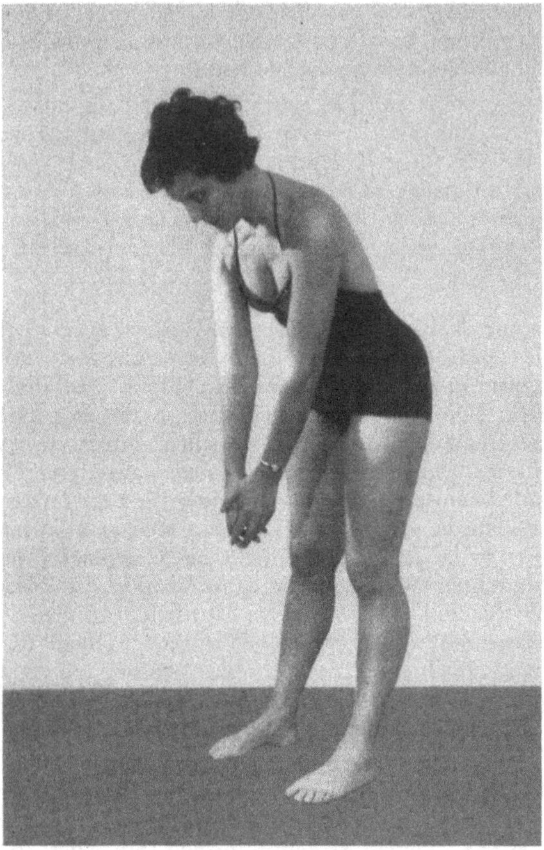

I. Ausgangsstellung. Füße in Parallel-Stellung (Landsknechthaltung), Rumpf bei gestreckter Wirbelsäule um 45° vorgebeugt. Sie ermöglicht Entleerung und Einengung der zumeist unbeteiligt gebliebenen Intercostalräume und Lungenspitzen durch Annäherung der Schultern und Verschränkung der Hände bei Andruck der Arme.

fachheit, ständigen Wiederholungs- und Erweiterungsmöglichkeit größeren Wert zu, als dem Vibrationsreiz. „Mit ihm kann gegebenenfalls geschadet werden, während die Übung mit Sicherheit Vorteil erbringen wird.“

Die Haltung bezweckt, daß der Atemstrom nirgends gehemmt wird und die Eingeweide dem herabtretenden Zwerchfell überall ausweichen können. Leichte Spreizstellung der Beine mit Parallelstellung der Füße (Landsknechthaltung) gibt dabei große Standfestigkeit und Lockerheit der Beckenmuskulatur, die bei den meisten Menschen verkrampft ist, zumal um den After bei „militärischem“ Hackenschluß. Der Rumpf wird nach aufrechter Streckung und Beibehaltung der natürlichen geringen Lendenlordose im Winkel von etwa 45° im Hüftgelenk vorgeneigt. Nach

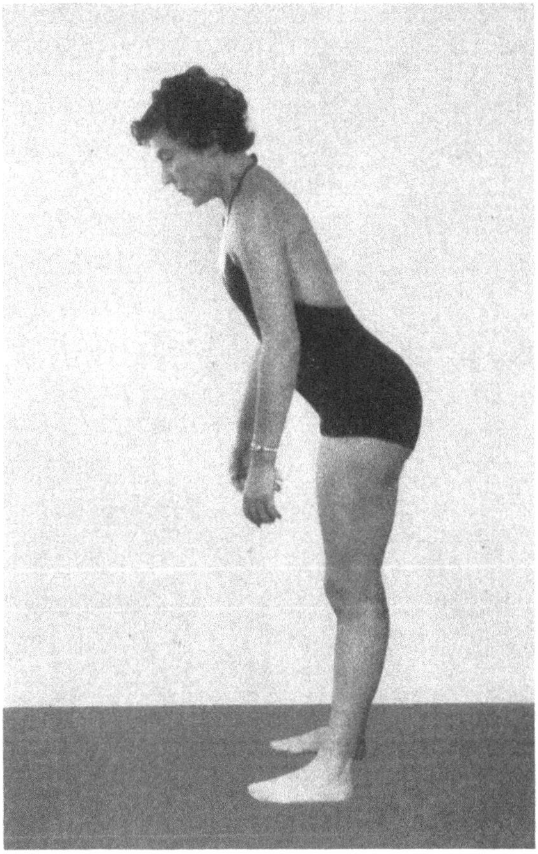

II. Einatmung durch leicht geöffneten Mund und Nase wie bei Sportleistung. Fühlbarer Beginn der Atemwelle an der Schamhaargrenze, aufsteigend über die Rippen bis in die Lungenspitzen bei Hohlkreuzhaltung und Beibehaltung des Beugewinkels.

L. Schmitt können durch Ventralflexion der Lendenwirbelsäule mit entsprechender Beckenhebung tatsächlich bis zu 350 ccm Luft zusätzlich inspiriert werden. Die Baucheingeweide sollen locker gegen die nachgebenden Bauchdecken vorfallen, wodurch volle Bewegungsfreiheit für das Zwerchfell gewonnen wird. Die Arme hängen lose herab wie „Klopfpeitschriemen", so daß die Schulterblätter spannungslos im Rücken liegen. Der Hals wird etwas vorgestreckt, der Kopf folgt der leichten Beugung, die ihm dadurch vorgezeichnet ist (wie beim Vogel), der Blick trifft die Fußspitzen oder den Boden davor. Im Genick glätten sich dadurch, auch bei dicken Menschen, die Hautfalten aus. Das Gesicht ist entspannt, der Unterkiefer fällt zu leichter Mundöffnung herab, wie es beim Staunen oder in Gedanken

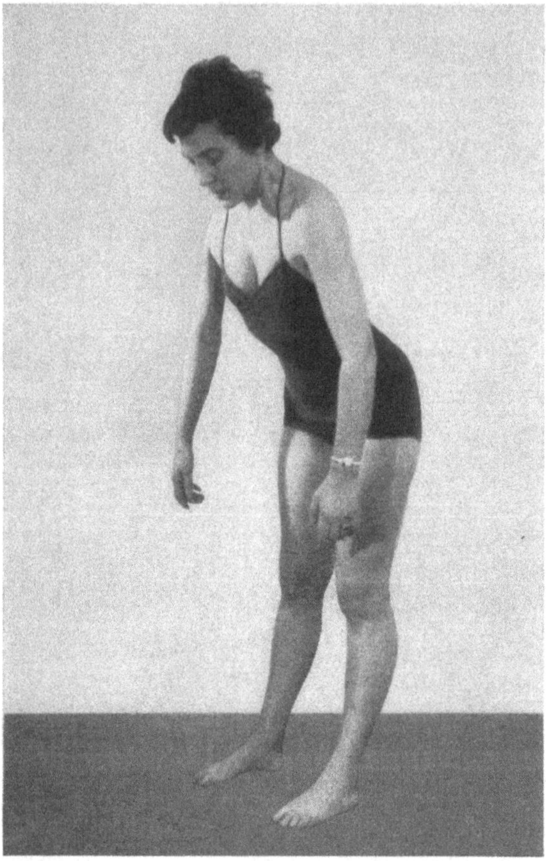

III. Anhalten auf der Höhe der Einatmung mit geschlossenem Mund und Kehldeckel. Lunge bis in die Spitzen gefüllt, Brust vorgewölbt, Bauchdecke gelockert durch Hohlkreuzhaltung, Arme hängen lose wie Klopfpeitschriemen — während in Gedanken von 1 bis 5, ansteigend nach Verordnung des Arztes bis 20, gezählt wird.

manchmal geschieht, bis vor Erschlaffung der Speichel (Vagusreizsymptom) heraustropft. Der Atemstrom muß geräuschlos bleiben, um eine fehlerhafte Belastung der Stimmbänder zu vermeiden.

Man sieht etwas lächerlich in dieser Position aus, darum macht sie jeder gern für sich allein im Kämmerlein, wo zugleich die wenigsten Störungen und Ablenkungen sind. Ohne die „mystische Konzentration“ der Inder verlangte Winkler die bewußte Konzentration auf den Atemvorgang, bis die Bauchatmung wieder unwillkürlich geworden ist, eine Empfindung, die auch von blasierten Menschen als beglückend empfunden wird. Von da an gehört nur noch einige Aufmerksamkeit dazu, um die neue Atmung zur Gewohnheit werden zu lassen.

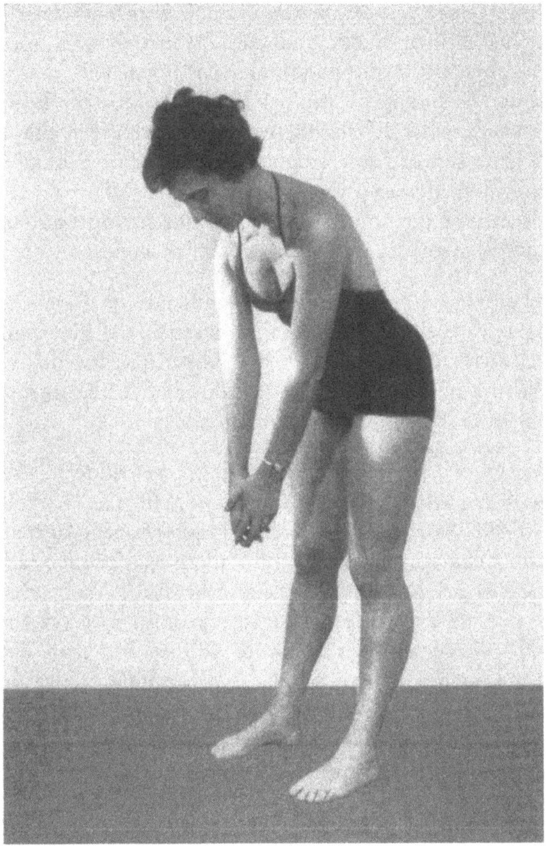

IV. Endstellung (wie Ausgangsstellung). — Durch den leicht geöffneten Mund entweicht die Luft bei unveränderter Haltung des Körpers. Nach Entleerung wie bei I. Aufrichtung und „Atempause“ von 2 bis 5 Min., je nach Vorschrift des Therapeuten.

Man beginnt immer mit einer zwanglosen Ausatmung, die genügend Platz für die folgende vergrößerte Einatmung schaffen soll, einem Vorgang, der ausgiebiger wird, wenn man ihn in Gedanken verfolgt. Das unterste Segment der Lungenflügel, die sich nach oben konisch verengen, hat den größten Volumenanteil der Atemoberfläche. Wer jahrzehntelang sein Zwerchfell bei der Atmung nicht mehr benutzte, wird einige Wochen brauchen, bis er es zur rhythmischen Mitarbeit wieder herangezogen hat. Der Bauch sinkt ein, was an der Schamhaargrenze zuerst fühlbar wird. Danach verengt sich der Brustkorb, und zuletzt, wenn man glaubt, daß alle Luft herausgewichen ist, schiebt man die Hände übereinander, wodurch Schultern und Oberarme mechanisch beim Ausdrücken der Luft aus den meist schlecht ventilierten Lungenspitzen helfen können. Dann erwartet man den Impuls zur Einatmung. Die Brustmuskeln und das Zwerchfell sind bei der Einatmung passiv, beim Ausatmen aktiv, die Bauchmuskulatur umgekehrt. Auf der Höhe der Einatmung wird der Atem angehalten, der Mund geschlossen und beim ersten Male bis zu fünf, mit wachsender Elastizität bis zu 20 Sekunden die Luft angehalten. Wenn man nach jeder Syma dieser Inspirationspause eine Sekunde zulegt, so wird dieses Ziel etwa in drei Monaten erreicht sein. Keinesfalls darf der Luftweg durch Pressung der Stimmritze abgesperrt werden, wodurch Kopfstauung und Schwindel erzeugt werden und Übereifrige schon bewußtlos umgefallen sind.

Patienten, die über 70 Jahre alt geworden sind, müssen — auch wenn sie schon Jahrzehnte in Behandlung sind — angehalten werden, die Einatmungspause wieder auf 15 Sekunden abzukürzen; denn ein gewisser Rückgang der Elastizität ist bei aller geistigen Frische in den letzten zwei Jahrzehnten naturgemäß bedingt, und von Übertreibungen muß Abstand genommen werden.

Danach folgt die zweite Ausatmung, genau wie die geschilderte erste, nach der man sich aufrichtet und den Atem wogen läßt, wie er will. Die Wirbelsäule wird beim Aus-, Ein- und wieder Ausatmen in unveränderter Haltung durch die angespannte Rückenmuskulatur gehalten, während alle andere Muskulatur wechselnd von der Atemwelle benutzt wird. Der Anfänger versucht durch Vorbeugung und Rückenkrümmung die fehlende Zwerchfell- und Interkostalmuskelkraft zu ersetzen, was ihm als „mogeln“ verwiesen werden muß. Immer hat man einen roten Kopf bekommen und starke Beschleunigung der Nachatmung, als sei man gerannt. Es dauert im Anfang fünf, später drei oder zwei Minuten, bis ein ruhiges Auf und Ab sich wieder eingestellt hat und das Spiel der großen Atmung auf normaler Ausgangslage wieder neu beginnen kann.

Winkler erkannte keinerlei isolierte Atemtypen an (Bauchatmung, Flankenatmung, Brustatmung), sondern nur Ruheatmung und Vollatmung. Bei Ruheatmung mit kleinem Atemvolumen ($^1/_7$ bis $^1/_4$ der Leistungsatmung) werden nur die ersten Etappen eines vollen Atemzuges durchlaufen, wobei aber jede Ruheatmung den Ansatz zur Vollatmung in sich trägt und bei ihrer Fortführung zur Vollatmung wird. Die Anpassung an den Bedarf wird der „inneren Steuerung“ überlassen. Die Ruheatmung findet reichlich Platz zu den Zeiten der obligaten Liegekur (dreimal täglich 20 Minuten, nach Möglichkeit auch im Stadium der vollen Berufstätigkeit), die Vollatmung deckt sich mit Winklers Atemübung, die 15 bis 20 Mal an jedem Tage ausgeführt werden soll. Winkler warnte vor willkürlich gehäuften Vollatmungen, weil er darin Unnatur mit Gefahr der Überventilation und Störung der „inneren Steuerung“ erkannte. Es ging ihm um die Wiederherstellung eines Optimums der Atemvorgänge, trotz zwangsläufig zunehmender Einengung des Atemspielraumes durch unabhänderliche äußere Bedingungen. Er mußte also ein Atemtraining ersinnen, das dem Städter zu Hause den gleichen Anreiz gewähren konnte wie Klimawechsel und sportliche Leistung den Urlaubern.

Der Brustumfang wächst im ersten Vierteljahr um 3—4 cm. Bei exakten spirometrischen Messungen erlebte ich als erstaunliche Tatsache, daß ein Geistesarbeiter, der abgesehen von kleinen Spaziergängen nur am Schreibtisch sein Leben verbringt, die Vitalkapazität eines Fußballspielers erreichte und ein zwölfjähriger Junge mit Muskeldystrophie, der schon seit zwei Jahren nicht mehr gehen konnte und sechs Jahre nur in schlechter Haltung herumgesessen hatte, in einem halben Jahr die volle Vitalkapazität seiner gesunden Altersgenossen geschafft hatte.

Große Reihenuntersuchungen der Schulmedizin für Statistiken melden eine altersbedingte Abnahme schon ab 50 Jahre, während wir eine Zunahme während der Winkler-Behandlung noch bis an das 80. Lebensjahr feststellen können, auch bei Kuranfängern in dieser Altersstufe. Da die Verknöcherung des Brustkorbes meist in Einatmungsstellung vor sich geht (Altersemphysem), so muß die Ausatmung schrittweise durch bessere Durchblutung der Muskeln und Elastizität der Gefäße mit jeder Syma verlängert werden. Der Anfänger fühlt genau, daß ihm die Übungen schwerer fallen, je länger die Behandlungspause dauert und versucht darum, sie mit List zu verkürzen. Denn der nächste Vibrationsreiz bringt ihm mit besserer Durchwärmung erleichterte Atmung und gehobene Stimmung.

Man merkt bei der ersten Übung, ob der Patient begabt ist für die Atemkunst, wie man es für Sport, Tanz oder Gesang sein kann, oder nicht. Ist er es nicht, wird die Besserung langsamer fortschreiten und es werden zahlreiche Behandlungen nötig sein, nebst unermüdlichen Kontrollen und erneutem Beispiel. Schließlich lernen es Alle. Größere Kinder lernen die Übungen überraschend schnell und gut. Kinder unter vier Jahren brauchen keine Übungen zu machen. Für sie genügt der Atemreiz der Syma, um ihren unverbildeten Atemapparat in optimaler Funktion zu erhalten. Schwerkranke machen zunächst nur verlängerte Ausatmungen im Liegen. Solche mit Lungen- und Rippenfellentzündungen, Herzdekompensationen, entzündlichem Leber- und Nierenleiden und Frischoperierte dürfen anfangs mit Tiefatmungen überhaupt nicht angestrengt werden. Es ist Aufgabe des erfindungsreichen Arztes, ihnen und auch den dauernd körperlich Behinderten die Stellungen auszusuchen, in denen für sie eine möglichst ausgiebige Entfaltung der Lungen gelingen kann.

Vor Ausübung der Atemgymnastik muß der Patient darüber aufgeklärt werden, wie eine Atmung zustande kommt, was sie bezweckt und welche Fehler vermieden werden müssen, um Rückfällen vorzubeugen, am besten an Hand von einfachen Abbildungen (Bischoff, „Gesundheitsfibel"). Die Atmung ist eine der festgefahrensten Funktionen (8000 bis 23 000 Mal in 24 Stunden ausgeführt) und um so schwerer umzuschulen, je absichtlicher sie durch ein vorangegangenes, unzweckmäßiges Training in einem unphysiologischen Ablauf befestigt wurde.

Immer wieder muß davor gewarnt werden, daß Verwandte und Freunde, die von der guten Wirkung dieser Übungen hören, sie unkontrolliert mitmachen. Eine Gefahr liegt nicht in der Übung selbst, sondern in ihrer falschen Anwendung. Einfache Atemübungen sollte natürlich jeder Mensch morgens ausführen, wobei er auf die „schöpferische Pause" am Ende der Ausatmung zu achten hat.

Gegenindikationen für diese spezielle Form der Übungen sind:

1. starke Vagotonie in Herz und Kreislauf, bei der die Betonung der Vagusphase auch in der Atmung zu Mißbehagen führen würde. Man trägt dem Rechnung, indem man nur bis fünf, höchstens zehn Sekunden anhalten läßt und dafür die „schöpferische Pause" nach der Ausatmung verlängert;
2. die Brüchigkeit der Gefäße bei fortgeschrittener Arteriosklerose und
3. die vermehrte interstitielle Blutungsneigung nach schweren ikterischen Zuständen

Wenn die Ausübung aktiver Atemgymnastik aus wichtigen Gründen noch unterbleiben muß, kann die Sauerstoff-Aufnahme in der Lunge durch Massage und passive Bewegung gesteigert werden. Man beginne damit aber niemals vor Ablauf der ersten 14 Tage, um der reflektorischen Selbstertüchtigung in dieser einmaligen Zeit der Gelegenheit zur Abdeckung aller in Jahren aufgelaufenen Sauerstoffschulden die erste Chance zu lassen. Auch Ernährungslehrer und Hydrotherapeuten machten die Erfahrung, daß die Atmung sich selbsttätig wieder zur Vollatmung entwickelt, sobald die Hindernisse vom Bauch her oder die Schwäche von der Blutzirkulation her, beseitigt sind.

Bei Kneipp und Winkler hat die Steigerung zur Vollatmung eine Erlebnisgrundlage, beim ersteren durch die reflektorische Anregung mit kalten Güssen, bei Winkler durch die Syma. Der Patient merkt das schon bei der dritten Behandlungsstelle an seiner Geschwätzigkeit oder an dem hemmungslosen Gähnen, was bei Anfängern 10- bis 20mal bei einer Sitzung zu beobachten ist, und durch die Seufzeratmung in den folgenden Tagen. Er selbst schafft sich weitere Gelegenheiten, indem er jede passende und unpassende Anregung benutzt, um in Gelächter auszubrechen oder zu schluchzen.

Die geschilderten Atemübungen sind nicht in das Belieben des Patienten gestellt — sie sind seine Medizin, nicht seine Gymnastik. Erst nach völliger Gesundung darf er sie zugunsten von Sport und Gymnastik fallen lassen, auch wenn er beides schon vorher zusätzlich in seinem Tageslauf einbauen durfte. Niemals darf er sagen, wenn er sich elend und krank fühlt: heute kann ich sie nicht machen, ich will erst wieder kräftiger werden, dann kann ich sie durchführen! Er muß gerade dann, im Liegen, auf der Bettkante sitzend oder an einen Stuhl gestützt, eine Übung nach der anderen machen, mit genügend Zwischenpausen, bis die Gruppe von fünf gelungen ist. Vier sind zu wenig, sechs brauchen es nicht zu sein. Danach kann er wieder still liegen und so wird es drei- bis viermal am Tage durchgeführt. Darum soll er auch bei hohem Fieber nicht im Bett liegen, sondern angezogen und leicht bedeckt oben darauf.

Nur der Arzt, der den untrennbaren Zusammenhang von Atmung und Kreislauf begriffen hat, kann mit dieser Methode Erfolg haben, die die Kreislaufstimulierung statt Medikament einsetzt, das aber nur wirksam werden kann, wenn es durch die Sauerstoff-Anreicherung der betroffenen Gewebe ergänzt wird. Bei Überschreiten des Behandlungsintervalles, bei interkurrenter Erkrankung oder durch die Bequemlichkeit des Patienten, schleichen sich Defizite ein, die nicht jedesmal durch eine neue Behandlung, sondern zunächst durch Straffung des Atemtrainings überwunden werden müssen. Wir können unseren Patienten die Atmung ebenso wenig überlassen, wie die Ernährung — sie machen es falsch und immer wieder falsch.

Als Winkler in fortgeschrittenem Alter der Literatur über Yoga-Atmung begegnete, war er sehr beeindruckt, aber er hatte an seiner Methode nichts zu ändern. Er schrieb 1943: „Bereits vor Jahrtausenden hatten die Inder mit Atemgymnastik grundlegende Versuche angestellt und waren mit gleichzeitig angewendeter Ruhe und einer ihrem Klima angepaßten Lebensweise zum Erfolg gekommen. Den untrennbaren Zusammenhang aller äußeren und inneren Organismusteile hatten sie schon damals richtig erkannt, stets betont und beim Heilproblem berücksichtigt. — Die viele Ruhe aber, die sie fordern, um selbst bei best ausgebildeter Atemfunktion im Sauerstoffgleichgewicht zu bleiben, ist uns Europäern nicht gegönnt, wir müssen auf aktivere Hilfe in unserem strapaziösen Leben, dem sich kaum einer entziehen kann, Ausschau halten."

„Wenn ich ganz allein hier in Deutschland dasselbe gefunden habe, was vor 2500 Jahren der weise Mann Dsduangtse in China gelehrt hat, dann ist mir das doch ein Beweis, daß ich richtig geforscht habe."

3. Kurvorschriften

Die Mitarbeit des Patienten ist der Anteil an der Methode, der am ehesten vernachlässigt wird und dann die häufigste Ursache einer unbefriedigenden Heilung ist. Winkler schrieb in den *„Mitteilungsblättern der Eduard-Winkler-Gemeinschaft"* über diesen Punkt: „Als ich ein Jahrzehnt hindurch die praktischen Erfolge erlebte, erkannte ich, daß selbstverständlich auch diese Behandlung nur eine vorübergehende Wirkung hatte und daß zu ihrer Erhaltung die richtige Mithilfe des Kranken erforderlich war. Zuerst wurde die Tbc-Heilung angestrebt. Die Behandelten brachten praktische Winke durch Selbstbeobachtung vor, die mit der Zeit ein sicheres System durch das Inkrafttreten eines Naturgesetzes erkennen ließen. Die gesammelten Kurvorschriften boten schließlich eine Sicherheit für die allmähliche Befestigung der Fortschritte. Eine stabile Ausheilung kann der Arzt überhaupt allein nicht erreichen, da er weder den Organismus zusammensetzen gelernt, noch ihn erschaffen hat, sondern nur gemeinsam mit dem Patienten unter ganz bestimmten Bedingungen. Solange meine Methode der Allgemeinheit nicht zugute kommen kann, ziehe ich es vor, nur Menschen in Behandlung zu nehmen, die den ernsten Willen haben, gesund zu werden und das Verfahren begreifen können. Sämtliche Vorurteile müssen vor jedem Kurbeginn überwunden sein. Wenn dies nicht zu erreichen ist, so lehne man solche Behandlung ab oder beende sie bei andauernder Unfolgsamkeit des Patienten beizeiten, ehe es zu Enttäuschungen kommt. Bei dieser Methode kann nicht nur der Patient das Vertrauen zum Arzt verlieren, sondern auch der Arzt das Vertrauen zum Patienten."

Der Patient, der bisher immer gewöhnt war, sich von einer augenblicklichen Besserung seines Zustandes, besonders wenn sie Schmerzfreiheit brachte, bestimmen zu lassen, ohne die Schwere der nachfolgenden Erschlaffung oder Neuerkrankung zu bedenken, neigt zur Nachlässigkeit schon aus diesem Grunde und wegen der uns allen angeborenen Trägheit. Mit zunehmender Erfahrung kann der Arzt an den Blutstauungen in der Lendengegend, an der Akzentuierung der Herztöne und an der mangelhaften Atmung jedesmal feststellen, ob der Patient mitgearbeitet hat oder nicht. Die Gefährdung des Aufbaues durch Unvernunft und vorgefaßte Meinungen seitens der Umgebung des Patienten, für die der Eintritt in diese Kur ebenfalls Veränderungen täglicher Gewohnheiten zwangsläufig mit sich bringt, muß durch immer erneute Belehrungen und Hinweise ausgeschaltet werden. Man lasse die Angehörigen und Pflegepersonen während der immerhin halbstündigen Syma manchmal anwesend sein, damit sie die Ermahnungen und Aufklärungen aus erster Quelle mithören können. Das Tempo und die Kompliziertheit unserer Zeit haben es mit sich gebracht, daß eine Zusammenfassung vieler Patienten zu einem obligaten Aufklärungsvortrag, nicht mehr zu bewerkstelligen ist. Jeder Patient, für den wir nicht die erste, oft aber die letzte Etappe vor der Invalidität sind, muß ohne Zeitverlust beginnen. Um die mühsame und einförmige Aufklärungsarbeit zu ersetzen, wurde in gemeinsamer Arbeit mit Herrn Dr. med. Erich Schäfer, Berlin, die *„Einführung nebst Kurvorschriften"* zusammengestellt und als Heftchen gedruckt, die vom Patienten und seinen Angehörigen vor dem Entschluß zur Kur gelesen werden müssen.

„Alles Erste bleibt ewig" (Freud) — nicht nur im Kinde, sondern auch im Winkler-Patienten in diesen ersten, umstimmenden Behandlungswochen. Es wird umgebaut — da muß jeder Baustein richtig sitzen — ein zweiter Anfang bleibt Stückwerk, nur beim ersten kann man in die Urform zurückfinden (Wirkungsweise S. 70). In dieser Zeit ist der Patient im wahrsten Sinne des Wortes „gereizt", vulnerabler, als man es im Berufsleben brauchen kann, erschöpft, wie er es vorher nicht in gleicher Stärke hatte empfinden können, unfähig zum Denken und zu Entschlüssen („Winkler-Verblödung"), weil die Erzeugung und Verteilung der Energie und des Blutes seinem eigenen Einfluß entzogen ist. Daraus erwächst die große Verantwortung des Therapeuten, diese einmalige Ruhepause nicht zu kurz zu bemessen und sie bis in jede scheinbar unwichtige Kleinigkeit beeinflussend zu regeln, sowohl in dem, was an Erlebnissen zugemutet werden muß, wie in dem, gegen das der Patient abgeschirmt werden muß. Jeder Arzt muß ein gewisses Maß an Souveränität gegenüber dem Faktor „Zeit" besitzen und auch der Patient muß sie erwerben, wenn er in dieser Zeit nicht untergehen will, die für nichts mehr „Zeit" hat. Für seine Genesung muß er sie sich nehmen — geben wird sie ihm niemand.

Sauerstoff-Anreicherung

Auch wenn der Anteil der Atmung so sorgfältig gestaffelt wird, daß in den zwangsläufig immer größeren Behandlungspausen keine neuen Sauerstoffdefizite entstehen werden, so muß doch durch Regelung der Lebensweise dafür gesorgt werden, daß der vermehrt gewonnene Sauerstoff zweckmäßig verteilt und verwendet wird, bis alle Schulden abgetragen sind, die sich in vielen Jahren in den erkrankten Geweben angehäuft haben. Körperliche Anstrengungen müssen im ersten Vierteljahr vermieden werden, selbst Spaziergänge in den ersten acht Tagen, auch von den Leichtkranken. Erst von der fünften Behandlung ab kann mit einer solchen Anreicherung der Gewebe mit Sauerstoff gerechnet werden, daß Spaziergänge zweimal täglich für eine halbe bis eine Stunde nicht nur erlaubt sind, sondern zur Pflicht gemacht werden, die nach Wiederaufnahme der Berufsarbeit beibehalten

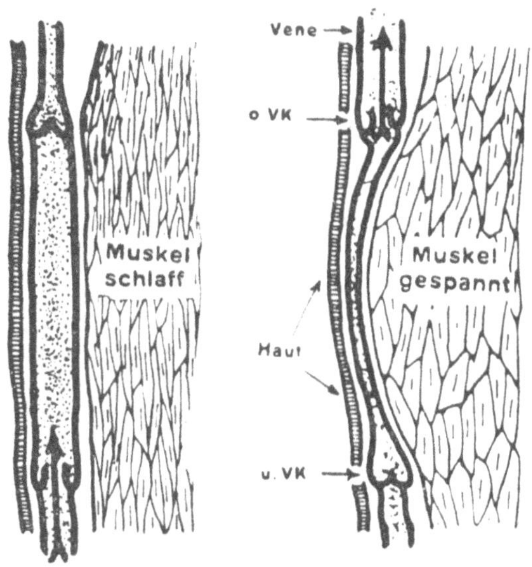

„Hilfs-Herz“

Links: Bei Muskelruhe füllt sich die zwischen Haut und Muskel liegende Vene von unten her mit Blut.— Rechts: Bei der Zusammenziehung des Muskels schließt sich die untere Klappe (u. VK.) und das Blut wird durch die sich öffnende obere (o. VK.) herzwärts gedrückt.

Eine als Beispiel gewählte Vene des Unterschenkels füllt sich während der Erschlaffung des Wadenmuskels von unten her mit Blut (links in Abb. 8). Beim nächsten Schritt zieht sich der Muskel zusammen und preßt das Venenstück zwischen seinem Bauch und der gespannten Haut zusammen. Dabei schließt sich die untere Venenklappe (u. VK.), während sich die obere öffnet und das Blut herzwärts aufsteigen läßt. Bei jedem Schritt wiederholt sich dieses Spiel von Füllung und Entleerung der Vene, die mit ihren Klappen als „peripheres Hilfsherz“ blutfördernd wirkt.

Aus: H. Malten, Herzkrankheiten (Stuttgart, 1951)

werden sollten. Es ist das die einfachste Form der Atemanregung, die auch vom Großstädter jeden Alters durchführbar ist.

Winklers These lautete: „Der Sauerstoffgehalt der Luft ist überall der gleiche — man muß ihn nur auszunutzen verstehen.“ Um das zu beweisen, hat er seine Privatwohnung neben der Praxis am Kurfürstendamm in Berlin 18 Jahre lang beibehalten — obwohl das damals die benzingeschwängertste Straße der Stadt war — und auf jede Ferienreise verzichtet.

Nach Überwindung der speziellen krankhaften Störungen sind einem vernünftigen Bewegungsdrang natürlich keine Formen (als Hobby oder sportliches Training) vorgeschrieben, immer aber bleibt die Forderung von dreimal täglich 20 Minuten Liegekur in entspannter Haltung mit flach liegendem Kopf und leichter Bedeckung bestehen, denn die Sauerstoffabsättigung und -speicherung in den Geweben bleibt die Hauptaufgabe in der Rekonvaleszenz und später in der arbeitsfreien Zeit. Das bedeutet nur anderthalb Stunde Ruhe im Laufe eines Tages. Solche „Atempause" würde die Arbeitsfähigkeit der Menschen jenseits des 40. Lebensjahres um zehn Jahre verlängern, wie sich in privatem Arbeitssektor erwiesen hat. „Die Ruhe ist das wahrhaft große Heilmittel" (Bier). Im Stadium der Arbeitsbefreiung für unseren Behandlungsbeginn (sechs Wochen bis sechs Monate, je nach Befund) muß alle zwei Stunden für 20 Minuten gelegen werden, am Tage der Behandlung und am folgenden jeweils nach einer Stunde. Diese zwei Tage müssen die „Aufladung" für Wochen, später für Monate erbringen, darum muß der Behandlungstermin immer so gewählt werden, daß diese Forderung erfüllt werden kann.

Warum müssen es gerade 20 Minuten sein? Nach dem Hinlegen dauert es zehn Minuten, bis sich der Blutdruck der veränderten Lage angepaßt hat und das Erholungsstadium beginnt. Erst die folgenden zehn Minuten schaffen die Kraftreserve, die zum Durchhalten bis zur nächsten Liegezeit befähigen. Weniger hat nicht Zweck, mehr braucht es nicht zu sein, das ist von ärztlichen Selbstbeobachtern immer wieder festgestellt worden. Diese Liegepause, die im wahrsten Sinne des Wortes eine „Atempause" ist, muß zur Entspannung genutzt werden. Es soll nicht gelesen oder geredet, noch Radio oder Fernsehen gehört werden. Die Blutzirkulation muß überall ungestört bleiben, die Arme nicht verschränken, auch nicht die Beine überkreuzen — in gelöster Haltung nur auf sanfte Bauchatmung achten. Der Frischbehandelte wird ab und zu einen Anreiz zur Seufzeratmung oder zum Gähnen verspüren und soll diesem Drang mit der dazugehörigen zusätzlichen Mundatmung nachgeben. Einer völligen körperlichen Entspannung pflegt die seelische gleichgeschaltet zu werden — tritt sie nicht befriedigend ein, so kontrolliere man sich in bezug auf Muskelspannungen. Wo man ihnen begegnet, übertreibe man die ertappte Verspannung und lasse sie dann fahren.

Der ältere Mensch muß nach dem Erheben von dieser Liegepause zehn Minuten sitzen, ehe er sich in Bewegung setzt, um den Gefäßen Zeit zur Umschaltung zu lassen und nicht schwindelig zu werden, für den jüngeren, sofern er nicht vasolabil ist, genügen fünf Minuten.

Der Sauerstoffhunger des Patienten bringt ihn manchmal in Widerspruch mit seiner Umgebung, nachts durch das Bedürfnis und die Vorschrift zur Dauerlüftung durch einen Fensterspalt, am Tage durch Regelung der Zimmertemperatur auf das früher gebräuchliche Maß von 18° Celsius. Schon Kneipps Erfahrung lautete: „Wie kann der Mensch gesund bleiben, der in seinen Stuben mehr als 18° C Temperatur hat." Bei geschlossenen Fenstern und überheizten Räumen im Winter entstehen große Sauerstoffdefizite und vermehrte Stoffwechselschlacken. Die richtige Hilfsmaßnahme besteht in vermehrtem Atemtraining und Wiederaufnahme vernachlässigter Liegekur, keinesfalls in verlängertem Schlaf.

Schlaf

Selbst wenn ein langer Schlaf bei offenem Fenster stattfindet, bringt er wenig Erfrischung, man „schläft sich in die Müdigkeit hinein". Im Schlaf wird durch die physiologisch verflachte Atmung Kohlendioxyd zurückbehalten, bis seine Konzentration im Blute den Grad erreicht hat, der zur Erregung des Schlafzentrums nötig ist. Auch kommt es durch übertriebene Schlafdauer leicht zu einer Verschiebung des pH nach der sauren Seite, wodurch Kopfschmerzen und Zerschlagenheitsgefühl beim Erwachen die Laune verderben und Hämolyseneigung und Hämoglobinurie begünstigt werden. Erwachsene sollten nicht mehr als acht Stunden schlafen und nach guter Nachtruhe den Tagesschlaf vermeiden; Jugendliche bis zu 18 Jahren können ihn bis zu neun oder zehn Stunden ausdehnen. Bei Kindern unter zehn Jahren respektiere man das spezielle Schlafbedürfnis, vergesse aber nie, daß Atmen wichtiger ist als Schlaf.

Auch um die Beschaffenheit der Liegestatt muß sich der Winkler-Arzt kümmern. In den deutschen Familien sind Federbetten, Federkopfkissen und Daunendecken noch die Regel, die wegen ihrer übertriebenen Wärmeerzeugung ausgesprochen schädlich sind, speziell im Genick, wo sie die vegetativen Zentren erregen, statt beruhigen. Von der ersten Behandlung ab müssen die Federbetten in Wolldecken (kein Dralon oder dergleichen!) ausgewechselt und kleine, feste Kopfkissen beschafft sein.

Abhärtung

Es besteht eine genau bestimmbare Abhängigkeit der Sauerstoffbindung an Hämoglobin von der Temperatur der Umgebungsluft, darum mußten Kurvorschriften über Abhärtung ausgearbeitet werden, deren Unterlassung den Effekt der Syma in Frage stellt. Kälte fördert ihn, Wärme verzögert ihn. Die Jahreszeiten kühler Witterung sind für Kurbeginn also günstiger, als der heiße Früh- und Hochsommer, und Kurorte südlicher Länder helfen uns in den ersten zwei Jahren wenig zu der erstrebten Sauerstoffabsättigung. Unmittelbar nach der Behandlung muß auch vom Gesundeten für ein gleichmäßiges Wärmeoptimum gesorgt werden. Lokale Wärmeprozeduren stören den Blutumlauf, besonders im ersten Vierteljahr. Sie verursachen Blutzufuhr von den inneren Organen zur Körperoberfläche. Liegt ein verkalktes oder erschlafftes Adersystem vor, so wird der Rückfluß nach innen verzögert. Diese Menschen frieren dann innerlich und wollen sich mit Wärmezufuhr verweichlichen. Bestrahlungen verursachen dieselbe Schwankung im Kreislauf mit nur vorübergehender Zirkulationsverbesserung am Einsatzort. Dasselbe gilt von Sonnenbädern, die im ersten Halbjahr unterbleiben müssen, aber später kurz dosiert genommen werden können. Steht die Haut unter starker Einstrahlung, so schützt der Organismus die inneren Organe durch Bildung einer Pigmentschicht. Starke Bräunung ist also als Warnsignal aufzufassen, speziell am Kopf.

Auch bei Abhärtung mit Kaltwasser ist jede Übertreibung unzweckmäßig. Ein kalter Brustguß zum Beispiel verursacht bis zu achtfacher Steigerung der Atemfrequenz — eine über dreieinhalbfache Erhöhung des Atemvolumens — also einen 10,4%igen Mehrverbrauch an Sauerstoff („Atemheilkunst" von L. Schmitt, S. 194). Darum begnüge der Anfänger sich mit der obligaten kalten Brustkorbwaschung am Morgen zur Atemanregung, da er durch seine Erkrankung bewiesen hat, daß seine Reizbeantwortung ungenügend geworden ist.

Nicht nur jedes Individuum, sondern jedes Körpergewebe hat seine eigene Reaktionsweise. So wird die *Muskulatur* durch ausgiebigen Gebrauch gestärkt, durch den der *Nerv* bereits erschöpft werden kann.

Auch der Leistungsfähigkeit der *Hormondrüsen* sind Grenzen gesetzt, die bei dauernder Beanspruchung überschritten werden und zur Erlahmung führen. Eine Aufladung muß geschehen, bevor sie der Atrophie verfallen. Bei Vergeudung der speziellen Geschlechtshormone kommt es zur Erschöpfung der Nebennierenrinde mit Rückwirkung auf den gesamtnervösen Tonus, dessen Abladung den Effekt der letzten Syma auslöschen würde. Darum die Forderung der Enthaltsamkeit vom Geschlechtsakt im ersten Vierteljahr unserer Kur, deren Nichtbeachtung sich tiefgreifender auswirkt, als eine Durchbrechung der Abstinenz von Genußmitteln. Das Leidende und Geschwächte muß in jeder Hinsicht erst zum Gebrauch fähig gemacht werden. Unser Hauptaugenmerk bei dieser Methode, auch das des Patienten, muß sich auf das Gefäßnervensystem konzentrieren, von dem alle speziellen Organleistungen abhängen.

Mit diesen Erfahrungen mündet Winkler ganz selbständig, wie bei der Atmung in die Erkenntnisse der orientalischen Medizin, die sich — im Gegensatz zur abendländischen mit ihrem Spezialistentum — nicht um die einzelnen Organe, sondern nur um deren nervale Zuleitungen und Rückverbindungen mit der zentralen Regulation befaßt. So können wir auch unseren ungeduldigen Patienten ein weises Wort, was von dort stammt, zitieren:

„Beim Nichtstun bleibt Nichts ungetan!“

II. Eingliederung in das neue Wissen

1. Einige anatomische und physiologische Grundlagen zur Begründung der sakralen Lokalisation der Ansatzpunkte

Der Ausspruch de Rudders, daß es dem Anfänger erscheinen könnte, als müßte das Gebäude der Medizin vorübergehend wegen Umbaues geschlossen werden, gilt vor allem für die Lehre vom Nervensystem. Winkler, der sich Spezialarzt für Sympathikusbehandlung nannte, da er ausschließlich dieses Organsystem schon 1902 zur therapeutischen Beeinflussung gewählt hatte, besaß entsprechend seines akademischen Ausbildungsweges Vorstellungen von dessen Anatomie und Physiologie, die längst überholt sind. Um so bewundernswerter ist es, daß seine Kombinationsgabe und die Schärfe seiner Beobachtungen schon vor 50 Jahren zu einer Therapie geführt haben, die als eine selbstverständliche Folgerung und Forderung dieser neuen Theorie entstanden zu sein scheint. „Es wird ein furchtbarer Sympathikusrummel losgehen", sagte er mir in seiner harten und durch ständige Ablehnungen seines Wunsches nach Nachprüfung der Methode verbittert gewordenen Ausdrucksweise. „Ich bin froh, daß ich das nicht mehr erleben werde, denn man wird die Menschen noch viel mehr schädigen, als durch unbekömmliche Medizin. Sie werden es aber erleben, und dann werden Sie Mühe haben, meine Methode vor der Zerstückelung zu bewahren." Genauso ist es gekommen. Das Schrifttum über das vegegative Nervensystem ist zu einem Blätterwald geworden, in dem sich der Praktiker nicht mehr zurechtfinden kann. Will und muß man Tatsachen referieren und mit den neuesten Erkenntnissen begründen, so müßte man bei jedem Satz zwei bis drei Autoren anführen, die meist gleichzeitig in verschiedenen Ländern oder an verschiedenen deutschen Universitäten dasselbe gefunden, bestätigt oder in neuer Sicht herausgebracht haben. Trotzdem gibt es noch heute in der Anatomie und Physiologie des vegetativen Nervensystems neben experimentell belegten Kenntnissen, Vermutungen und Theorien, die in Fluß sind. Nicht einmal die Benennungen sind einheitlich festgelegt, um diesen Lehrstoff der medizinischen Ausbildung als wichtiges Gebiet einzugliedern. Bei der kurzen Darstellung des anatomischen Baues, soweit er zum Verständnis der Winkler-Methode notwendig ist, halte ich mich an die im Schrifttum üblichen Bezeichnungen, wie sie *L. R. Müller*, *Gossa*, *Bruning* und auch *Spruch* in seinem Buch „Grundlagen der Sympathikus-Chirurgie" angewendet haben, dessen klare Darstellung der Anatomie ich als Gerüst benutzt habe. Das zentrale oder willkürliche Nervensystem, zu Möllers Zeiten das „Umweltnervensystem" genannt, wird als das *„animale"*, das unwillkürliche Nervensystem, früher Lebensnervensystem, als das *„vegetative"* bezeichnet. Scheidt, dessen Forschungen über nervale Schaltungen nachstehend zur Erklärung der Wirkungsweise der Methode mit herausgezogen werden, nennt sie das *„peristatische* und *diffundierende"* Nervensystem.

Des leichteren Verständnisses halber behält man eine Scheidung in zwei Nervensysteme bei, als Konzession an die seit Generationen eingewurzelten Vorstellungen von dieser Zweiteilung, obwohl sich für die Spezialforscher hinreichend Tatsachen ergeben haben, die das gesamte Nervensystem als ein einheitliches Steuerungssystem ansehen lassen, das auf unaufhörliche Korrelation seines animalen und vegetativen Teiles angewiesen ist.

Die Theorie dieser Zweiteilung, autoritativ auch in Winkler befestigt, machte ihm anfangs großes Kopfzerbrechen. Praktisch löste der Organismus seiner Patienten dieses Problem selber, denn je nach Bedürfnis der augenblicklichen Situation herrschte die eine oder die andere Wirkung vor. Auch diese Erfahrung wollte ihm niemand glauben, sondern man verlangte immer wieder eine bindende Erklärung von ihm darüber, ob er den *Sympathikus* oder den *Vagus* beeinflußte. Jetzt weiß man, daß die gleichzeitige Erregung beider Systeme, die im Verlauf aller postganglionären Fasern notwendig festgelegt ist, den Organismus vor einem zu heftigen Umschlag seines vegetativen Gleichgewichtes bewahrt. Tatsächlich herrscht bei jedem Reiz der Einfluß auf eine der beiden Komponenten des Systems vor (Gesetz der Prädominanz Danielopolu), abhängig von der Reizstärke und dem jeweiligen Tonus des betroffenen Organs. Ein gleicher Stoff in gleicher Dosis angewandt, wirkt beim Sympathikotoniker *sympathicotrop*, beim Vagotoniker *parasympathicotrop*. Der physikalische Reiz einer mechanischen Vibration verhält sich nicht anders und auch der psychische Reiz einer Einwirkung über das Großhirn wirkt sich in derselben Weise aus, wenn er vegetatives Geschehen in Bewegung setzt.

Als typisches Merkmal des gesamten vegetativen Nervensystems bezeichnet man den synzytialen Bau des Netzwerkes der vegetativen Endogane, der auch in den übergeordneten Ganglien festzustellen ist, in deren innigen Beziehungen über die Zellgrenzen hinaus bis in das Sarkoplasma und in der Befähigung zur selbständigen Tätigkeit (Autonomie), das kein Analogon im animalen (zentralen) Nervensystem besitzt. Dort hängt die nervale Tätigkeit von dem Einfluß der übergeordneten Zentren ab. Wird die zentrifugale Leitung unterbrochen oder das Zentrum zerstört, so verfällt der periphere Anteil der Atrophie. Es ist ein großer Nutzen der Heilmethoden, die das vegetative Nervensystem beeinflussen, diese Atrophie über die vegetativ gesteuerte Durchblutung des peripheren Nervenstückes aufhalten zu können. Falls die Ganglien nicht zerstört, sondern nur mechanisch oder toxisch blockiert sind (Poliomyelitis, Apoplexie, Wirbelsäulentrauma usw.) und es eines Tages gelingt, sie aus ihrer Blockade zu befreien, so finden die wieder erwachenden Impulse gebrauchsfähige Leitungsbahnen vor, selbst nach jahrelanger Unterbrechung (Stützgewebe S. 118, Miguel, M.).

Auch an dem Mittelteil, der dem peripheren Abschnitt übergeordnet ist, läßt sich nicht anatomisch und erst recht nicht funktionell eine Zweiteilung aufrechterhalten. Zwar entspringen die präganglionären Fasern des *N. sympath.* und *N. parasympath.* aus verschiedenen Stellen des Rückenmarkes und Zwischenhirns, vermischen sich aber auf dem gemeinsamen Weg zu den von beiden versorgten Organen so innig, daß eine Scheidung nicht möglich ist und jeder therapeutische Angriff beide zugleich zur Stellungnahme veranlassen muß.

Ein Blick auf die einfache schematische Darstellung des vegetativen Systems (aus H. B. *Sprung*, Grundlagen der Sympathikus-Chirurgie, S. 27) läßt erkennen, daß

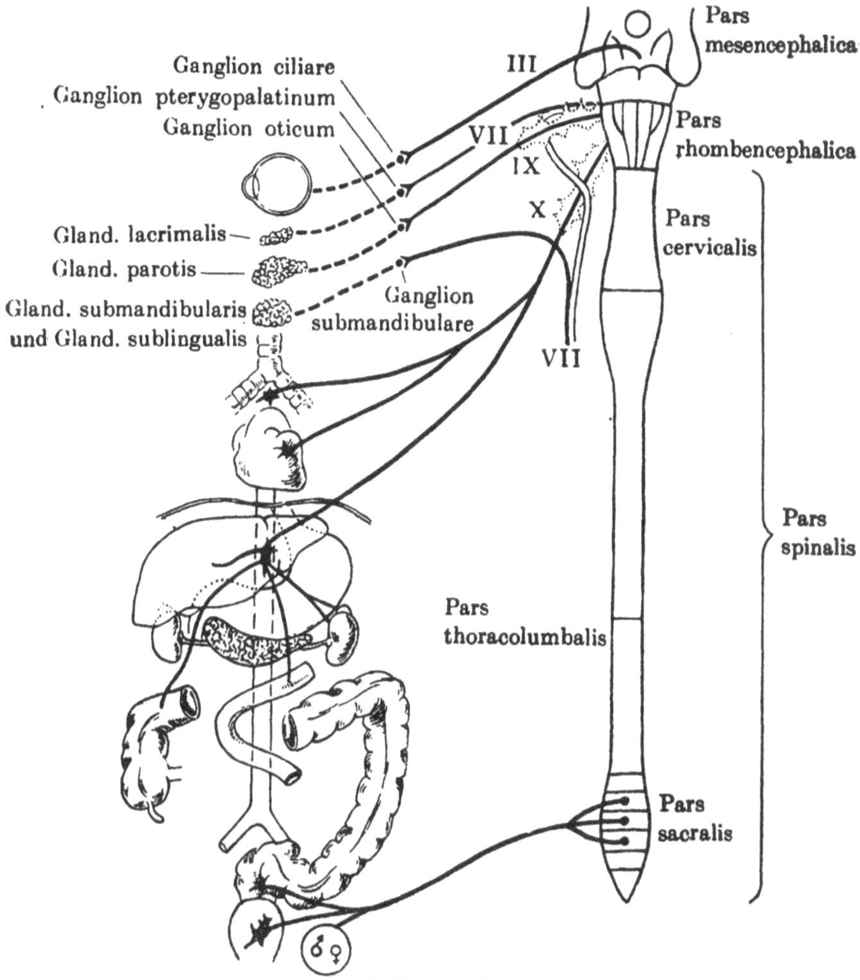

Schematische Darstellung der parasympathischen Versorgung der Eingeweide.

Aus: H. B. Sprung, Grundlagen der Sympathikus-Chirurgie; (Dresden und Leipzig 1951)

tatsächlich nur im Mittelhirn und im Sakralteil bedeutende parasympathische Zentren anzutreffen sind, und zwar in unmittelbarer Nähe der sympathischen. Da man das zu Winklers Zeiten wußte, manche Praktiker es auch heute noch nicht wissen, so wird immer wieder gefragt: Warum wird die Vibration ausschließlich über den drei Stellen des Kreuzbeines ausgeführt? Warum nicht besser im Genick, da man dort viel näher an den Zwischenhirnzentren ist? Warum nicht bei lokalisierten

Krankheiten an der Wirbelsäule über dem entsprechenden Segment, wie es die Segmenttherapie schon „vorgemacht" hat?

Winkler experimentierte planmäßig an allen Stellen herum, von denen aus Reflexwirkungen auf den Gefäßapparat zu erwarten waren. Über der *Medulla oblongata* und dem Sonnengeflecht erwies sich der elektrische Reiz, mit dem er die Versuche begann, als unerträglich, selbst in zarter Form. Als er dann die Wirbelsäule abwärts tastete, passierte es bei seiner eigenen Tochter, daß sie aufsprang, als er am Kreuzbein angelangt war und rief: „Vater, das kann ich aber da nicht aushalten!" Die Stelle war gefunden.

Da die Pufferpelotten auf der Haut angesetzt werden, links und rechts von der Mittellinie über den *Foramina sacralia*, glaubte Dr. med. Siegfried Möller, der die Methode jahrzehntelang in seinem Sanatorium in Dresden (Weißer Hirsch) und in der Schweiz mit großem Erfolg ausübte, daß es sich um Reflexvorgänge handele, die durch Hautreizung ausgelöst würden. Daß die Haut ein ganz besonders günstiges Angriffsorgan für vegetative Reize ist, war in der Volksmedizin altbekannt. Seit durch die Entdeckung der kutiviszeralen Reflexe ihre Bedeutung wissenschaftlich belegt werden konnte, schenkte man den Hautbezirken, von denen aus man sie auslösen konnte, besondere Beachtung. Sie sind streng segmentgebunden. Ihre Bahn geht von der Haut zur Hinterwurzel des Rückenmarkes, lateral am Hinterhorn vorbei zum Seitenhorn, von dort zum Vorderhorn und durch die Vorderwurzel zum segmentbezogenen, inneren Organ (Dittmar). Aber weder irgendeine Methode, die die Headschen Zonen als Ausgangspunkt nimmt, noch eine andere Methode der Hautreiztherapie, benutzt die immer etwas fest gespannte Haut über dem Kreuzbein als Einwirkungsort, es sei denn, daß es sich um Segmentmassage für die von L_{IV} und S_{I-V} versorgten Körpergegenden handele. Der Hautreflex kann also zur Erklärung nicht herangezogen werden. Das unterste Ende des Rückenmarkes und die Organe des kleinen Beckens aber sind von jeher ein bevorzugtes Gebiet therapeutischer Angriffe gewesen, in der orientalischen Medizin, wie in den Sonderheilweisen der neueren, westlichen Medizin. Die Erfinderinnen der Bindegewebsmassage haben durch unvoreingenommene Beobachtungen die reflektorischen Bindungen der Sakralregion mit den oberen Körperregionen selbständig gefunden und die therapeutischen Konsequenzen daraus gezogen (Leube-Dicke, *Massage reflekt. Zonen im Bindegewebe*).

Von den nachstehend beschriebenen Behandlungspunkten über dem *Os sacrum* können folgende vegetative Schaltstellen (über die wissenschaftlich anerkannten Reflexverbindungen) erreicht werden:

1. Die sympathischen Zentren für die Organe des kleinen Beckens in der Seitenkernsäule des Rückenmarkes von L_{IV} bis S_{IV} und parasympathische Zentren für viszerale Innervation, die im Hals-, Brust- und Lendenteil in gleicher Häufung nicht anzutreffen sind. Mitgetroffen wird auch das markarme Areal um den Canal.zentral., dem man neuerdings eine Bedeutung als lange, vegetative Bahn zuschreibt, die eine direkte Verbindung zwischen den sakralen Ganglienzellen und den oberen Zentren herstellen kann (Spatz, Sprung). Die fernöstliche Medizin lokalisiert dort sechs Nervenschaltstellen (Chakras), die sich an der zentralen Regulation und speziell an der Energieverteilung beteiligen.

2. Die vierpaarigen und das letzte unpaarige Ganglion des Grenzstranges, die in diesem Beckenteil durch transversale Faserzüge verbunden sind.

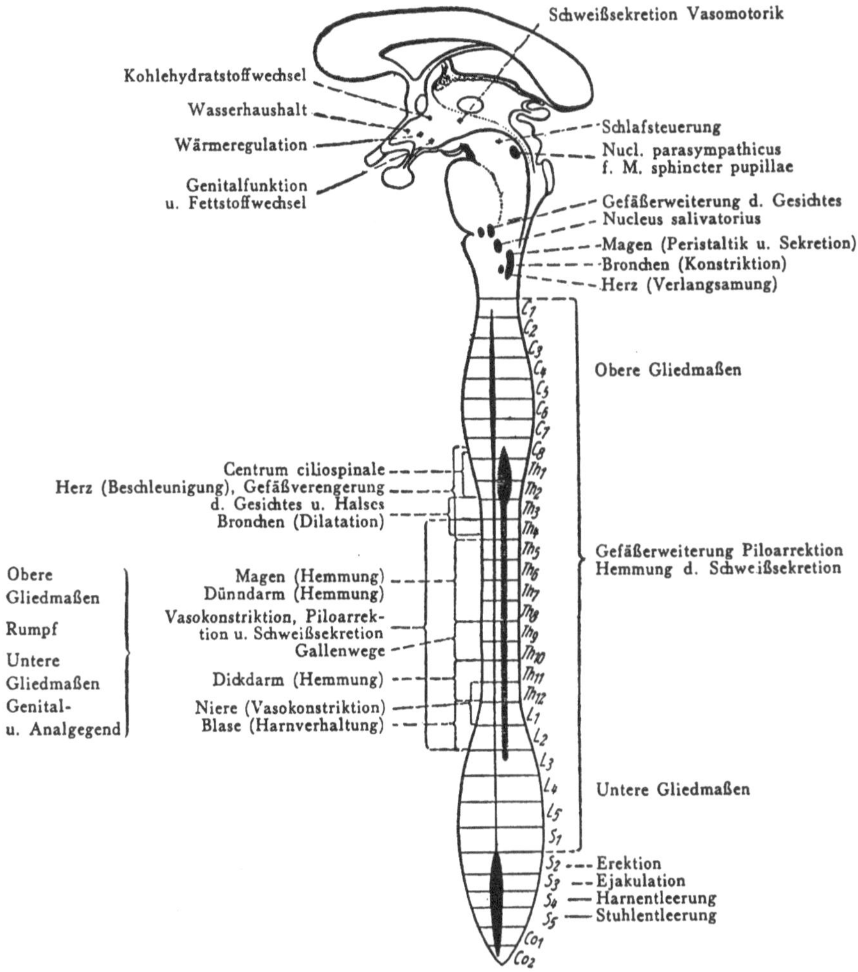

Schema der Ausdehnung der sympathischen (waagerecht schraffiert) und parasympatischen Ursprungskerne (schwarz) sowie der Lokalisation einiger vegetativer „Zentren" im Zwischenhirn. (Nach *M. Clara*)

Aus: Walter Lang, Die anatomischen und physiologischen Grundlagen der Augendiagnostik (Ulm/Donau, 1954)

3. Die Steißbeindrüse (*glomus coccyg.*), deren Bedeutung als Speicherorgan für den Vaguswirkstoff erkannt worden ist (Krompecher und Steube).

Die Vasodilation, die jedesmal spürbar bei Behandlung über dieser Stelle einsetzt, ist also nicht nur Folge des zentralen Nervengeschehens, sondern ebenso hormonal bedingt durch vermehrte Acethylcholin-Ausschüttung und darum gebietsmäßig zielgerichtet.

4. Das untere Ende des *Canalis zentralis*, wodurch der *Liquor* in Bewegung gesetzt wird, der fast ausschließlich im Becken und im Nackenabschnitt mit den Lymphgefäßen des Körpers kommuniziert. Innerhalb des Zentralkanales fließt er in kaudaler Richtung, während er im Subarachnoidalraum, der Großhirn und Rückenmark gemeinsam ist, sich in Richtung auf das Zerebrum, also kranial, bewegt. Es ist nicht abwegig, sich vorzustellen, daß nicht nur ungewöhnliche Bedingungen, wie epileptische Krämpfe, bei denen es nachgewiesen wurde, sondern auch intensive Muskelarbeit und Änderung der Atmung in Tiefe und Rhtyhmus in der Lage sind, die Geschwindigkeit des Liquorstromes zeitweise zu ändern. Der normale Behandlungseffekt würde demnach durch gesteigerte Lymphzirkulation im Zerebrum begünstigt, wo seine Auswirkungen durch jahrelange Stauungen häufig gehemmt zu sein pflegen.

Die drei Ansatzstellen für die Puffer des *Symavibra* sind beim aufrecht vor dem Arzt auf einen Hocker sitzenden Patienten bei einiger Übung unschwer zu ermitteln.

1. Die unterste Stelle wird so tief gewählt, wie es möglich ist, ohne daß die Puffer schnarrend das Sitzbrett berühren. Sie leitet venöse Stauungen aus den unteren Extremitäten und treibt das belastete, venöse Blut von Blase und Mastdarm zu den Hohlvenen und der *Vena azygos*. Der geübte Arzt kann später deutlich das Verschwinden der Stauungen über dem Becken und das Verschwinden der bläulichen Farbe schlecht durchbluteter Fettpolster dicker Patienten schon während der Vibration bemerken.

2. Die zweite Stelle findet man in Höhe der Ursprungsstelle des *m. erector trunci s. sacrospinalis*. Sie ist die wichtigste, denn von ihr aus läßt sich die arterielle Zirkulation beeinflussen.

Wärmegefühl am ganzen Körper trotz nackten Oberkörpers bei der Behandlung, ein Gefühl von Klarheit im Kopfe, eine oft ruckartige Schärfe der Sinnesorgane sind Erscheinungen, die Winkler nicht erwartete, sondern die seine Patienten ihm mitteilten. In Entzündungsherden fängt es an, schmerzhaft zu pulsieren, am spürbarsten bei Iritis und Furunkeln. Darum ist bei Blutungsgefahr und aktiven Entzündungsprozessen hier Vorsicht geboten (s. Behandlungsratschläge für Ärzte). Außerdem kommt es durch Kontraktion des großen Rückgratstreckmuskels mit seinen Verzweigungen während der fast halbstündigen Behandlung zur Dehnung und Streckung der Wirbelsäule und zu einer erleichterten Atmung (über die Rippenheber) und besserer Haltung, bereits ohne Zutun des Patienten. Unter seiner Mithilfe, zu der man ihn jedesmal durch die Atemgymnastik erzieht, erlebt man dann neben der Vergrößerung des Atemvolumens die Korrektur selbst langjähriger Verkrümmungen und Versteifungen. Nach den ersten Behandlungen haben die Patienten mit schlechter Haltung das Gefühl ausgesprochenen Muskelkaters, das erst mit wachsender Elastizität dieser Teile verschwindet. Auch die ältesten Winkler-Patienten zeichnen sich durch aufrechte Haltung aus und beweisen, daß der Altersbuckel mit seinen Schäden auf Brust- und Bauchorgane vermeidbar ist.

3. Die dritte Stelle findet man in den Winkeln der Rautengrube, dicht unter der *Tuberositas iliaca posterior superior*, die von den Puffern nicht getroffen werden soll, um unangenehmes Dröhnen in der Schädelkapsel zu vermeiden. Von dort aus wird die Lymphzirkulation beschleunigt, indem die Lymphe aus den *Plexus*

lympholumbales in die *Cisterna chyli* getrieben wird und beschleunigt in den *Ductus thoracius* gelangt. Die Wirkung dieser Stelle erfühlt der Patient in besonders wohltuender Weise als schmerzstillend wie auch erleichternd für den Kreislauf. Gerade im Mittelteil des vegetativen Nervensystems läßt sich der altbekannte, funktionelle Antagonismus therapeutisch verwerten. Je nach der entwicklungsgeschichtlich begründeten Aufteilung der Arbeit wiegt dieser oder jener Nervenanteil vor und übt die Funktion aus, die durch die jeweilige Lebenssituation vom Synergisten gefordert wird. In einigen Organen entspannt also der Parasympathikus und der Sympathikus spannt, in anderen ist es umgekehrt. Eine Aufstellung (Sprung, „Sympathikus-Chirurgie", S. 41) soll dazu dienen, sowohl bei Abschätzung des Patienten auf seine Reaktionsbereitschaft, als auch bei eventuell notwendig werdenden Hilfsmaßnahmen die Richtung zu weisen.

Der Sympathikus fördert die Tätigkeit von	*Der Parasympathikus hemmt die Tätigkeit von*
Myokard Gefäßen Schließmuskel des Afters	weiblichen Geschlechtsorganen Leber (für Glykogenie und Eiweißverwertung)

Der Parasympathikus fördert die Tätigkeit von	*Der Sympathikus hemmt die Tätigkeit von*
Bronchien Oesophagus Verdauungskanal einschl. Rektum Speicheldrüsen Irismuskulatur	Tränendrüsen Inselapparat des Pankreas Thymus Epithelkörperchen Schilddrüse Nieren

Eingeweide mit gekreuzter Versorgung:

Bei den Hohlorganen mit Schließmuskel wird die Muskulatur des Organes vom Parasympathikus erregt,
z. B. bei Magen und Blase.

Der Schließmuskel wird vom Sympathikus erregt,
z. B. bei Pylorus und *Sphincter vesicae.*

Erektion wird erregt durch Parasympathikus (S_{III}).
Ejakulation wird erregt durch Sympathikus (L_{II}).

Durch eine Mehrung oder Minderung des nervalen Tonus der versorgten Organe können aber Schwankungen ausgelöst werden, die einen Funktionsumschlag bringen. Der Therapeut kann über diesen wichtigen Faktor mehr durch eingehende Anamnese und Beobachtung als durch diagnostische Apparatur die Kenntnis erwerben, die ihn vor krassen Fehlern in der Dosierung bewahrt.

Außerdem hängt der Ausschlag, nach welcher Seite ein Reiz wirkt, von den physikalischen, chemischen und biologischen Bedingungen ab, in denen er die Gewebe antrifft. (Bei den meisten Tieren z. B. entspannt der Sympathikus den jungfräulichen Uterus und kontrahiert den graviden.)

Der oberste Abschnitt des vegetativen Nervensystem umfaßt die übergeordneten zerebro-spinalen Zentren, von denen aus ständig regulatorische Impulse an alle Organe gesendet werden. Man erkannte im Zwischenhirnsystem den Ort für sämtliche vegetativen Reaktionen. Auch hier hat es wenig Sinn, nach gesonderten, sympathischen und parasympathischen Zentren zu fragen. Es gibt nur Stellen, von denen aus man bestimmte Funktionen besonders sicher und eindeutig stören kann. L. R. Müller lokalisierte im Bereich des Hypothalamus das Zentrum für die Wärmeregulierung, für den Wasser- und Zuckerhaushalt und den gesamten Stoffwechsel und Schlaf. Speransky und Burdenko wiesen in dem phylogenetisch ältesten Teil vasomotorische Zentren für Magen und Darm nach, W. Veil und A. Sturm für die Blutdrucksteuerung. Von diesen höchsten Zentren aus, in denen alle Organfunktionen zusammengefaßt worden sind, können überall hin Reflexbögen geschlossen werden. Zum Beispiel kann Schmerz, eine sensible, animale Erregung, über das Schmerzzentrum im Thalamus opticus dem Zwischenhirn zugeleitet werden und als Erfolg im vegetativen System Blaßfärbung des Gesichtes, Tränenfluß, Pupillenerweiterung, Beschleunigung des Herzschlages, Hemmung der Magen- und Darmtätigkeit und Entspannung der Schließmuskeln von Blase und Mastdarm bewirken.

Da die vegetativen Reflexe nicht wie im animalen Nervensystem allein durch Erregung der nervalen Elemente in der Peripherie, sondern auch auf humoralem Wege ausgelöst werden können, wodurch sich ihre Ausbreitung über zahlreiche Erfolgsorgane, unter Umständen den ganzen Organismus, erklärt, so eignen sich zur Auslösung auch inkretorische, pharmakologische, chemische und physikalische Einwirkungen und intermediäre Stoffwechselprodukte (Histamin, Kohlensäure). Darum besteht am Beginn der Behandlung die Forderung nach größtmöglicher Abschirmung gegen diese Reize.

Die *nervale Erregung* ist also immer nur einer unter mehreren gleichwertigen Reizfaktoren (Beving), der sich im Experiment schwer und in der klinischen Praxis gar nicht gesondert einsetzen läßt. Winkler lehnte Tierexperimente zur Erfahrungsbereicherung bei einer Therapie des vegetativen Nervensystems ab und zitierte mit Stolz seinen Freund Much, der gesagt hatte, „daß die Erfahrungen im Nagetierstall in keiner Weise bindende Schlüsse auf den menschlichen Organismus erlaubten".

Um so weniger, als die Pawlowschen Versuche, durch Bykow und Fulton fortgesetzt, und die klinischen Beobachtungen von Veil und Sturm als weiteren, wichtigen Faktor die Bedeutung der Hirnrinde am Spiel der Regulation aufzeigten und es wahrscheinlich machten, daß das Zwischenhirn ständig unter dem Einfluß der Großhirnrinde steht (Buckow: Großhirnrinde und innere Organe).

Animales und vegetatives Nervensystem beteiligen sich also gemeinsam an der Beantwortung der Reize, die getrennt zu den subkortikalen Zentren gelangen. In den darüber liegenden Schichten wird durch Analyse und Synthese äußerer Eindrücke (Assoziation) weitgehende Orientierung in der Umwelt und bessere Anpassung an diese bei Mensch und Tier erreicht. Hier sind Reflexvorgänge auf vegetativ gesteuerte Organe nicht mehr automatisch auszulösen, weil sie an bestimmte Bedingungen geknüpft sind, die sich aus der Eigenschaft dieser Zentren ergeben: Erfahrungen festzuhalten und zu verwerten (bedingte Reflexe Pawlows, Regelkreise Wagners). Der Organismus des Menschen wird dadurch abermals vereinheitlicht und zugleich mit der Außenwelt verbunden.

Die biologischen Vorgänge in den Ganglienzellen bilden bis jetzt für die Wissenschaft die letzte faßbare organische Grundlage des psychischen Geschehens. Es ist nicht damit identisch, aber es kann von dort her beeinflußt werden. Experimente und klinische Beobachtungen haben hundertfach den Beweis erbracht, daß intrazerebrales Geschehen (Freude, Ärger, Wut usw.) Ausdruck findet in der Tätigkeit des Herzens, der Gefäße, des Darmes und seiner Anhangdrüsen. Über den Cortex können psychische Eindrücke jederzeit auch zu hormonalen Auswirkungen führen. Eine glückliche Brautschaft kann aus einem hageren, blutarmen Bürofräulein eine blühende junge Frau mit abgerundeten Körperformen machen und ihre dysmenorrhoischen Beschwerden beseitigen, längst ehe es zu der oft als unentbehrlich gepriesenen, sexuellen Betätigung kommt. Ebenso magern vollkräftige Menschen durch Kummer und Enttäuschung ab, werden blutarm und impotent.

Schon Krehl und von Bergmann betonten die entscheidende Bedeutung der gesamtgeistigen Haltung des Kranken und wiesen auf die innige Verbindung von seelischen Erlebnissen und Gesamtbefinden des Organismus hin. Otto Buchinger sen. hat die seelische Beeinflussung als planmäßigen Hilfsfaktor in den Kurplan bei Fastenperioden eingebaut und dadurch seine wunderbaren Dauererfolge erreichen können. Brauchle sammelte im Prießnitzhaus seine Patienten zu Vorträgen, um die Ausrichtung auf die „Gesundheit“ vorzunehmen, die die Wirkung aller Naturheilmaßnahmen begünstigt. Sogar chirurgische Zeitschriften weisen auf den Zusammenhang von ruhiger, zuversichtlicher Seelenstimmung und günstiger Wundheilung ohne Thrombosegefahr hin und bewirkten dadurch Auflockerung der beängstigenden Vorbereitungsatmosphäre vor solchen Eingriffen. Die Macht des Wortes, des gesprochenen, geschriebenen und gedachten, auf organisches Geschehen, seinen Aufbau oder Abbau, wird nicht mehr als gelegentliches Phänomen angesehen, sondern ist ein wissenschaftlich anerkannter Haupt- oder Nebenfaktor geworden, der jede praktische Therapie ergänzen muß (v. Weizsäcker, Buttersack, Jores).

Man mache also der Winkler-Methode nicht den Vorwurf der „reinen Suggestionswirkung“ weil auch ihre Anhänger gegebenenfalls diesen Faktor zur Unterstützung heranziehen.

2. Reizgesetze

Wenn Krankheit definiert werden kann als „Reizbeantwortung des Organismus, die unter Führung des Nervensystems zu einer neuen Form biologischer Phänomene führt“ (Speransky), so steht das Wissen um die Gesetze von Reiz und Reizbeantwortung als ABC am Anfang jeder ärztlichen und pflegerischen Tätigkeit. Der Arzt, der einen aktiv eingreifenden Teil der Umwelt des Patienten darstellt, kann nur vermittels eines Reizes heilen. Je nach Neigung und Studiengang wird es ein psychischer, chemischer, physikalischer oder traumatischer (chirurgischer) sein. Eine Heilung, das heißt Rückführung in den intakten Ausgangszustand, der die Einheit des Organismus und seine Fortentwicklung gewährleistet, kann ihm nur gelingen, wenn der Patient aufhört, die von Hemmungen befreiten, wieder sich einordnenden unwillkürlichen Funktionsabläufe abermals zu stören.

Um einen Reiz auf das vegetative System zweckmäßig dosieren zu können, muß man in die Vorgeschichte jedes versagenden Nervensystems eindringen. Die Lehre von der Spezifität der Krankheiten war für Winkler überwunden, als er den *untrennbaren Zusammenhang aller äußeren und inneren Organismusteile* entdeckte und diese Erfahrung 1928 in einer so betitelten Broschüre (im Selbstverlag) den Ärzten mitzuteilen versuchte. Diese Auffassung enthebt uns nicht der sorgfältigen Ermittlung aller kausalen Faktoren, selbstverständlich unter Benutzung der jeweils vollkommensten Untersuchungstechnik soweit sie mit der Kardinalforderung des *nil nocere* vereinbar bleibt.

Die Anfänge der Entgleisungen unserer inneren Regulationsmechanismen aber lassen sich leider selten klassifizieren, weil sie unter der Reaktionsschwelle der physikalisch-chemischen Laboratoriumsmethoden liegen. Von entscheidender Wichtigkeit aber ist es, sie schon in diesem Stadium therapeutisch angehen und beseitigen zu können. Darum ist es nicht ein Fehler, daß die Ganzheitsbehandlungen schon eingesetzt werden können, ehe die Diagnose feststeht (wie ihnen vorgeworfen wird), sondern ein unschätzbarer Vorteil.

Bezüglich der Dosierung gilt für die Syma wie für jeden einfachen physiologischen Reiz die Arndt-Schulzsche Grundregel: „Schwache Reize fachen die Lebenstätigkeit an, mittelstarke fördern sie, starke hemmen sie und stärkste heben sie auf." Ein konstant dosierter Reiz kann aber schwach beim einen, stark beim anderen Organismus wirken, den Zeitfaktor eingeschlossen, sogar beim selben zwischen stark und schwach wechseln. Auch kann die Schädlichkeit eines Reizes, dessen Wirkung ursprünglich schwach ist, durch Summierung größer werden, als die eines einmaligen starken und sogar töten. (Vergiftungen durch denaturierte, verschönte Lebensmittel oder Strahlungsschäden.) Wird ein Reiz als zu heftig empfunden, so erschöpft er die Kraft des Organes oder des Organismus und das, was stimulieren sollte, verursacht nun Schwäche. Schon durch geringfügige Reize kann eine neurodystrophische Umstellung im Nervensystem erfolgen. Warum sollte sie nur durch starke, unvermeidbar traumatische, heilbar sein? Bei den Hautreizen der physikalischen Therapie gilt wie bei der Homöopathie der Brauch, den zarten Reiz vor dem stärkeren zu erproben und einen neuen Reiz erst folgen zu lassen, wenn die Wirkung des vorangegangenen abgeklungen ist. Wieviel mehr ist das zu beachten, wenn man das Nervensystem direkt als Angriffspunkt erwählt. Da lautet die Frage beim Behandlungsbeginn nicht: Wieviel verträgt der Patient?, sondern: Mit wie wenig kann die beabsichtigte Wirkung erzielt werden?

Kneipp wurde mit wachsender Erfahrung immer zarter in seinen Güssen,
Hahnemann ging im Alter immer höher mit seinen Verdünnungen,

Winkler benutzte immer feinere und kürzer dauernde Vibrationen in immer größeren Abständen.

Die Nachfolger werden ähnliche Erfolge nur erzielen, wenn sie diese Erfahrungen nützen. Es gibt eine unterste Reizschwelle, bis zu der keine Reaktion erfolgt. Ist sie erreicht, so kommt es zu einer Kette von Effekten, ganz gleich, ob die nächste Dosis groß oder klein bemessen wird. Mit kleinen Reizen, die stark empfunden werden, erzielen wir die größten Wirkungen ohne Gegenströmung. Darum ist es sehr hilfreich, bei einer Therapie des Nervensystems (als des erkrankten Organes), daß der Patient seine Empfindungen äußern kann, besser als ein Versuchstier, und dadurch Hinweise auf die Bekömmlichkeit der erlittenen Einwirkungen geben kann, bis man seine Reizschwelle objektiv ermittelt hat und seinen vegetativen Tonus beurteilen kann.

Abhängig ist dieser vom Lebensalter, von Krankheiten, psychischen Insulten, vorausgegangenen oder gleichzeitigen Irritationen anderer Teile des Nervensystems und dem humoralen Gleichgewicht. Es kann durch diese Faktoren eine unerwünschte Wirkung erprobter Dosen ein und desselben Mittels eintreten, oder eine Umstimmung der vegetativen Beeinflußbarkeit ein und desselben Organes. Die Größe der Dosen ist also weitgehend relativ. So wie ein Raucher unempfindlich wird für schlechte Luft, so wird das Nervensystem degenerierter Menschen unempfindlicher für schädigende Wellen (Röntgenstrahlen, Ultraschall usw.) sowie für jeden Reiz, der ständig die Adaptationskraft herausfordert, während sie neuen Reizen gegenüber sensibilisiert sein kann. Heubner sah niemals, daß eine optimal gärende Hefe sich stimulieren ließ. Erst die gestörte Funktion, sei es die gehemmte oder stark gereizte, die kranke oder absterbende, gibt überschießende, zeitlich unberechenbare Ausschläge. „Die über sechs bis acht Jahre hingehenden Schädigungen in der Trias: seelische Belastung (sowohl dauernde wie besonders jähe), Ernährungsschäden und Erkältungsschäden (Flucht, Bunker, Erdlöcher) sind dafür verantwortlich zu machen, daß diese Belastungen auf die Dauer zu einer gewissen Erschöpfung des Sympathiko-Tonus geführt haben“ (Scheidt). Die zum Leben nötige Anpassung kann nicht mehr aufrechterhalten werden, wenn die Regulationssysteme in das Stadium der Hemmung oder der Erschöpfung, das darauf zu folgen pflegt, eingetreten sind. Jede Krankheit ist ein Beweis, daß dem Organismus die Anpassung auf schädigenden Reiz nicht gelang: Die Adaptationsenergie ist erschöpft worden, ein Zustand, der auf jeden Fall repariert werden muß, spätestens im Genesungsstadium. Schon belasten Zirkulationsstörungen, als besonders spürbares, immer häufiger auftretendes Glied in der Kette der Fehlleistungen, auch in den Zeiten der sogenannten Gesundheit, unser Wohlbefinden und bilden die Ansatzpunkte nachfolgender Erkrankungen (Neurozirkulatorische und vegetative Dystonien).

Hier könnte die Winkler-Methode eine Lücke schließen, die sich in den Kreisen der natürlichen Heilweisen (Wasser, Luft, Lehm, Fasten und Ernährung) ebenso bemerkbar macht, wie in den Kreisen der klinischen Medizin. Ich bekam Anfragen von Fastenärzten, denen es scheinen will, als ob ihre Kuren nicht mehr dieselbe wunderbare Wirkung hervorbringen können, wie noch vor dem zweiten Kriege. Ebensolche Nachrichten kamen aus Wörishofen, wo die Wasserreize auf fast bedenkliche Weise durch medikamentöse Verordnungen gestützt und mitkorrigiert werden, wenn die „heilende" Antwort vom erschöpften Anpassungsapparat nicht schnell genug aufgebracht werden kann. Im zweiten und dritten Jahr der Winkler-Behandlung pflegt die Reaktionsfähigkeit so weit hergestellt zu sein, daß klimatische und physikalische Reize nicht nur ertragen, sondern hervorragend ausgenützt werden können. Es besteht keine Notwendigkeit, sie zur Ergänzung zu verordnen, aber sie sind als wünschenswertes Training dem gesundenden Patienten anheimgestellt.

Aber auch die Tätigkeit der übergeordneten Nervenzentren besteht nicht allein aus einer bei Bedarf einsetzenden Stimulierung der vegetativen Funktionen, sondern ebenso in einer steten Zügelung der überschüssigen und unzweckmäßigen. Die moderne Sucht nach pausenlosen Genüssen, möglichst gleichzeitig für mehrere Sinnesorgane angesetzt, ertötet die Fähigkeit, diese Reize zu empfinden und in Steigerung des Lebensgefühles umzusetzen — wirkt also verarmend, anstatt bereichernd.

Ärzte und Pflegepersonal, obwohl genötigt zu ständiger Beobachtung pathologischen Geschehens, das durch Verletzung der Reizgesetze entstanden ist, werden nur zu leicht gerade durch die abstumpfende Macht der Gewohnheit unsorgfältig in deren Handhabung, nicht nur soweit es die Führung ihrer Patienten anbetrifft, sondern erst recht in Hinsicht auf ihren eigenen Körper. Sie können eine Heilmethode, die das geschädigte Nervensystem ihrer Patienten wieder zu einer *restitutio ad integrum* führen soll, nur mit Erfolg ausüben, wenn sie die Konsequenzen aus der Erkenntnis der Zusammenhänge von krankmachender Ursache und Wirkung zu ziehen bereit sind. Sie werden dann im Selbstversuch den Patienten demonstrieren können, daß man die Adaptationskrankheiten, die auf medikamentöse Dauerreize entstanden sind, durch einen zarten andersartigen Reiz (in diesem Falle die Syma) heilen kann, an dessen Beantwortung sich die verlorengegangene Reaktionsfähigkeit wieder restaurieren kann. Denn nicht die Reizanwendung belebt und heilt, sondern die Reizbeantwortung. Da der Gewinn an Lebensgenuß auf diesem Wege bedeutend größer ist, als auf der absteigenden Hälfte des zuvor beschrittenen Weges, so ist der Entschluß dazu nur ein scheinbares Opfer.

3. Die Stellung des Schmerzes im Rahmen der Winkler-Methode

Aus dem Bestreben heraus, alle ärztlichen Maßnahmen mit den Absichten der „Inneren Steuerung", die mobilisiert wird, gleichzurichten, muß der Neuraltherapeut danach trachten, die Nervenleitungen, auf denen die Impulse zur Heilung zentrifugal zum Angriffsort laufen, intakt zu halten, ebenso wie er sich hüten muß, die Zentralstelle selbst für eintreffende Meldungen schwerhörig zu machen. von Weizsäcker hat darauf hingewiesen, daß es nicht nur einen Zerstörungsschmerz, sondern auch einen Werdeschmerz gibt. Der Arzt muß diese beiden unterscheiden können, da er den Zerstörungsschmerz lindern, den Werdeschmerz aber bestehen lassen muß. „Die theoretische Forderung geht also dahin, die beiden Arten des

Schmerzes so zu lenken, daß man dem Menschen heilungsfördernde Schmerzzustände ertragen, heilungshindernde aber überwinden hilft. Dauerschmerzen verhindern als vegetative Reize die Krankheitsheilung, so daß in chronischen Fällen die Ausschaltung des Schmerzes allein schon den Weg zur Heilung freimachen kann."

Cabot hat durch Versuche ermittelt, daß die gedankliche Konzentration auf ein normal funktionierendes Organ schon genügen kann, um an demselben schmerzhafte Sensationen auszulösen. Hysteriker und Neurotiker bieten den augenfälligsten Beweis dafür, daß sich über die Pfeiler: Vorstellung — Schmerz — organischer Krankheitsprozeß — ein einziger Brückenbogen schlagen läßt.

Das Bestreben, um jeden Preis Schmerzfreiheit zu erlangen, ist dem Zivilisationsmenschen teuer zu stehen gekommen. Wenn der Arzt die Krankheit so steuern soll, daß der Schmerz schwindet, während die erzeugende Noxe weiter wirkt, so wird verhindert, daß eine gezielte Schmerzbekämpfung an denjenigen Anschlußteilen des vegetativen Nervensystems ausgelöst wird, wo die Störungsfaktoren in das vegetativ-nervöse Funktionsgefüge eintreten. Für einen zeitlich begrenzten Schmerz tauscht der Patient oft genug körperliche Schwäche und Siechtum ein.

Good, der jahrelang die Schmerzphänomene experimentell erforscht hat (*Med. Welt*, 35/36, 1951) kommt zu der sicheren Auffassung, daß der Generalnenner der Entstehungsweise des Schmerzes verminderte Blutströmung ist, deren direkte Folge in kurzer Zeit Sauerstoffmangel verursacht (in relativer Abhängigkeit zur momentanen Leistungsforderung). Ein Überschuß an Kalium-Ionen, wie er bei verlangsamter Blutzirkulation und Hypoxie im Gewebe entsteht, übt an sich einen Reiz auf die sensiblen Nervenfasern aus, die auf Kalium-Überschuß sehr empfindlich sind. Goldscheider bezeichnet den Schmerz als den Schrei des geschädigten Gewebes, indem eine Alarmanlage in Gang kommt, die den Körper zur Sauerstoff-Einsparung (Ruhigstellung) und weiteren Gegenmaßnahmen gegen die bedrohliche Lage veranlaßt. „Wenn die stärksten bis jetzt bekannten Schmerzstoffe identisch sind mit den stärksten bis jetzt aufgefundenen Giften für die Zellatmung, so wird Oxydationseinschränkung und die durch Sauerstoffmangel bedingten Abbauvorgänge durch diese Ergebnisse in den Mittelpunkt des Schmerzproblems gestellt" (Fleckenstein).

Die Winkler-Kur hat sich als eine Therapie erwiesen, deren Angelpunkt die optimale Versorgung aller Gewebe mit sauerstoffreichem Blut darstellt. Sie müßte sich demnach logischerweise so schmerzstillend auswirken, daß sie den Gebrauch schmerzstillender und betäubender Mittel weitgehend überflüssig machte. Das hat sich denn auch seit 40 Jahren erwiesen. Winkler selbst wußte gar nicht mehr, wie man ein Rezept für solche Mittel ausschreibt, obwohl er Patienten in Behandlung nahm, die bis zum letzten Tage vor Behandlungsbeginn regelmäßig davon konsumiert hatten. Eine Reihe von Faktoren wirken von der ersten Behandlung an schmerzbeseitigend. Das ist:

1. *die gefäßerweiternde Wirkung*, die am Krankheitsort durch Lösung der Spasmen vermehrte arterielle Zuflüsse, gesteigerten Abfluß und beschleunigte Resorption

von Extravasaten bewirkt. Man kann Schwellungen verletzter Gliedmaßen nach jeder Behandlung von Stunde zu Stunde abschwellen sehen. Darum sollen warme und kalte Packungen unterbleiben, deren Erfolg sowieso gemindert wird durch die Unsicherheit in der Auswahl der Temperatur bei den jeweiligen Heilungsphasen. Vermehrte Durchblutung und Erwärmung wird Schmerzverstärkung auslösen, solange der Abfluß aus den geschädigten Gebieten noch gestört ist. Diese scheinbare „Verschlimmerung" läßt sich auch durch die Winkler-Behandlung nicht immer vermeiden, geht aber schnell vorüber. Wir raten leichte Bedeckung und geringe Zimmertemperatur (18 Grad Celsius), und warnen vor der lokalisierten Wirkung von Strahlapparaten und Packungen,

2. *die Elektrolytumstellung* in den Gewebsflüssigkeiten des gestörten Gebietes, wodurch der gesteigerte Kalium-Ionenreiz auf die vegetativen Endorgane beseitigt wird,

3. *die Beschleunigung des Stoffwechsels* über Urin, Stuhl, Schweiß. Sie wirkt in doppeltem Sinne, sowohl durch die Entgiftung, wie auch im Sinne der Ableitung der gestauten Blutmengen in das Gebiet der Ausscheidungsorgane,

4. *die gesteigerte Sauerstoffzufuhr* durch Atemübungen, die in unserer Form durch Vagusreizung außerdem eine Gefäßerweiterung provozieren (*cirulus benignus*),

5. *die Begünstigung natürlichen Schlafes,* der eine Beruhigung des vegetativen Grundtonus zu hinterlassen pflegt.

Gerade weil Winkler alle Medikamente vermied, die die Sensibilität herabsetzen sollten, hatte er durch Beobachtungen immer wieder feststellen können, daß der Sympathikus unmittelbar an den Funktionen des zerebrospinalen Nervensystems Anteil nimmt, die Schmerzentstehung nach Umfang und Stärkegrad entscheidend mitbestimmt und das Leistungsniveau der Schmerzbeantwortung einstellt. Scheid schreibt, daß „jeder kurzdauernde intensive Schmerz ein Stoß auf die vegetativnervöse Waage und auf das hormonale Gefüge sei. Denn jeder solcher Stoß bewirkt vermehrte Adrenalin-Ausschwemmung und damit einen kräftigen vasokonstriktorischen Griff in das Gefäßsystem und einen starken tonisierenden Impuls auf das extrapyramidale motorische System."

Auch Leriche hat immer wieder betont, daß die Schmerzentstehung mit der Vasokonstriktion aufs engste verknüpft ist, also viele Schmerzarten vasomotorischen Ursprungs sind.

Eine ausreichende Blut- und Sauerstoffversorgung gefährdeter Gewebe wird darum zur Behebung der Schmerzen beitragen können. So treffen sich an der theoretischen Lösung des Schmerzproblems (wie auch an manchen anderen Problemen) die Richtungen der experimentell wissenschaftlichen Forschung und der Erfahrungsheilkunst, während die praktisch-therapeutischen Maßnahmen noch differieren.

Abgesehen von der Wucht des Angriffs und der Zweckmäßigkeit seiner Beantwortung wird der Schmerz, wie jedes Erlebnis, mitbestimmt von dem derzeitigen vegetativen Ausgangstonus des gesamten schmerzleitenden Apparates und der individuell präformierten psychischen Bereitschaft. Karpus und Kreidl haben durch experimentelle Untersuchungen nachweisen können, daß die vegetativen Zentren des Hypothalamus mit dem *Thalamus opticum* (Schmerzzentrum) verbunden sind. Dieser wieder ist durch kortikopetale Bahnen mit der sensiblen Zentralwindung und dem oberen Scheitellappen verbunden. Wir wissen noch wenig über die Beeinflussung des Schmerzes von diesen kortikalen Zentren her. Daß eine Regelung der Blutzufuhr über die bewußt trainierte Beeinflussung der Gefäßinnervation möglich ist, hat die fernöstliche durchgeistigte Körperschulung bewiesen. Es widerspricht nicht unseren wissenschaftlichen Erkenntnissen, daß ein Weg zur selbsttätigen Auslöschung des Schmerzes über die höchsten Hirnfunktionen gangbar ist, wenn er uns auch noch praktisch verschlossen ist. Eine Reihe von Forschern hat sich davon überzeugt, daß er in den Schulen der Yogi als lehr- und lernbares Wissen in den unteren Stufen ihres Ausbildungsweges eingeführt ist.

Der höchstentwickelte Mensch, der zugleich der schmerzempfindlichste ist, hat also die Möglichkeit, über den Schmerz zu siegen, wenn es ihm gelingt, die Herrschaft der obersten kortikalen Zentren über die vegetativen Vorgänge zu verwirklichen (Yoga).

Zwei kurze Beispiele sollen die Sofortwirkung bei Verletzungen glaubhaft machen, während an weiteren drei Beispielen gezeigt wird, daß unsere Methode auch den Dauergebrauch starker Betäubungsmittel (Sucht) abzulösen vermag, der wegen permanenter unerträglicher Schmerzen entstanden war.

1. Beispiel

Der Rittmeister J., bereits Winkler-Patient, verstauchte sich den Fußknöchel, der unförmig anschwoll und telefonierte mit Winkler, wie er seinen Dienst möglichst bald wieder aufnehmen könnte. „Sofort herkommen", sagte Winkler. Gestützt auf seinen Burschen und Stock humpelte er ins Behandlungszimmer und bekam sofort eine Behandlung. „Aufstehen und allein hinausgehen!" sagte Winkler nach der obligaten Atemübung — und es ging, nahezu schmerzlos. Am übernächsten Tag konnte der Rittmeister, mit elastischer Binde gewickelt, Dienst tun.

2. Beispiel

Ein Zahnarzt mußte sich im Beginn der Winkler-Behandlung, die wegen Herzinfarkt unternommen war, zwei Backenzähne ziehen lassen. Er bat um schmerzstillende Tabletten, da die Extraktion der Wurzeln das Gewebe sehr zerfetzt habe und er wisse, was das für Nachschmerzen verursache. Ich machte ihm sofort die erst am nächsten Tage fällige Behandlung und versprach ihm eine gute Nacht. Ungläubig und unzufrieden verließ er mich, kam aber am nächsten Morgen strahlend vorbei, um zuzugeben, daß er ohne Tabletten gut geschlafen habe und keine unangenehmen Sensationen mehr im Zahnfleisch verspüre.

Drei Beispiele von Betäubungsmittelsucht

1. Morphium-Abusus

Arztfrau, geboren 1893, durch Sturz als dreijähriges Kind Gibbusbildung, im 29. Jahre schwere Entbindung, anschließend Parametritis, Querschnittlähmung und Mobilisierung eines tuberkulösen Senkungsabszesses. Sie lag vier Monate im Gipsbett mit wahnsinnigen Ischiasschmerzen, die dauernd Morphium erforderten. Nach langsamer Erholung und Arbeitsfähigkeit, Auftreten von immer gehäufteren Migränen und Gallenkoliken. Mit 49 Jahren Einbruch der Zwischenwirbelscheiben und wiederum alle Symptome der Querschnittslähmung. Beine taub und geschwollen, Blasen- und Niereninfektion durch Katheterismus, rasende Wurzelschmerzen, die nur durch Morphium zu lindern waren. Die täglichen Migräne- und Gallenanfälle wurden mit 11—14 Betäubungstabletten bekämpft.

Beginn der Winkler-Behandlung 1947 (Patientin 54 Jahre), mit Ohnmachtsanfällen im Hessing-Korsett sitzend. Nach der fünften Behandlung Absetzen aller Medikamente. Bei fortschreitender Besserung wurden erstmalig nach der zwölften Behandlung (sechs Wochen später) wegen einer Migräne von zwei Tagen Dauer zwei Tabletten *Eumed* genommen. Zwei Monate später kommt es zum Abgang von Gallensteinen, bei denen in zwei Tagen drei Morphium-Atropin-Injektionen verabfolgt werden. Im nächsten Jahr schreibt die Patientin: „Über meinen Kopf bin ich ganz glücklich. Jetzt bin ich erstaunt, wenn ich Kopfschmerzen habe, früher war ich erstaunt, wenn ich keine hatte. Ich brauche höchstens zwei Tabletten *Eumed* in vier Wochen." Patientin leitet vom Bett und Rollstuhl aus ihren Haushalt und hört nach drei Jahren mit der Winkler-Behandlung auf, um ihren Mann nicht wegen seines mäßigen Nikotingebrauches immer wieder aus ihrer Nähe vertreiben zu müssen.

2. *Scopolamin-Abusus*

Dr. chem., geb. 1896, als Soldat viel geraucht. 1918—19 Amputation des rechten Beines mit kurzem Stumpf wegen Zerschmetterung des Oberschenkels. Im Studium der Chemie Allergiker geworden, quälten ihn Wasserblasen an Händen und Füßen mit rasendem Juckreiz. Phantomschmerzen bei jeder Temperatursteigerung durch häufige Anginen. Aus Ehrgeiz ständige Überarbeitung. Er erwarb vier Doktortitel und leitete ein Forschungsinstitut. Seitdem täglich Phantomschmerz und Lumbago. Gebrauch von Causat, Novocain-Infiltration (viermal täglich bis zu 80 cbcm), Coccineurin, Polybion, Dilaudid, Luminal. Vertrug zuletzt nur Scophedal, im Anfall alle vier bis sechs Stunden eine Injektion, monatlich 30—40 Ampullen. 1951 versuchte er Ultraschall (acht Sitzungen) ohne folgende Erleichterung. Seitdem sieben bis zehn Injektionen pro Tag. Für Durchspülung von Leber und Nieren wurde immer gesorgt, da er als Chemiker den Weg des Giftes im Körper kannte. Sehr fett geworden, schwer depressiv, entschließt er sich zur Winkler-Behandlung, weil er fühlt, daß Intellekt und Charakter sich bedenklich verändern. Beginn der Behandlung Februar 1952. An den ersten drei Behandlungstagen leichte Anfälle nachts, die er ohne Hilfe aushält. Am vierten Tag (behandlungsfrei) zum erstenmal durchgeschlafen bis sechs Uhr früh. Zwei Tage schmerzfrei. Nach der vierten Behandlung versuchte ich auf seine Bitten ganz leichte Massage wegen Zirkulationsstörung des Stumpfes. In der Nacht schwerer Schmerzanfall, ich hörte ihn schon von der Straße aus schreien, konnte aber mit homöopathischen Mitteln und Zuspruch Beruhigung erreichen. Von da an nachts Ruhe. Er bekommt großen Appetit auf Rohkost, Stuhl reichlich, auffallende Harnflut, stinkende Schweiße. Nach fünf Wochen ohne Kurfehler, Fortsetzung im Privathaushalt. Er wird schlank, ist geistig wieder ganz auf der Höhe, bekommt in vier Wochen nur zwei leichte

Anfälle, die er mit heißem Bad kupieren konnte. Phantomschmerz nur einmal vor Gewitter, nach zehn Minuten durch Überwärmung behoben. Hämorrhoiden sind verschwunden, übelriechende Schweiße haben aufgehört. Ein neues Buch wird herausgegeben, und trotz Warnung das nächste ohne Ruhepause begonnen. Er atmet übertrieben, er geht zu viel, er arbeitet zu viel und liegt nur einmal am Tag.

Vier Monate nach Behandlungsbeginn erster großer Anfall von drei Stunden Dauer. Mit einer halben Spritze Scophedal beruhigt. Im folgenden Monat Nierenkolik, Harnsperre, Phantomschmerz, Injektion von Morphium-Atropin.

Am nächsten Tag Winkler-Behandlung, Harnflut und Abgang eines kleinen Steines und Nierengries. Danach für vier Wochen Erholung in ein Herzbad gereist. Er blieb drei Jahre völlig ohne Anfälle, nach meiner Umsiedlung auch ohne Winkler-Behandlung. Im Frühjahr 1959 nach Bericht der Frau, infolge maßloser Überarbeitung, einem Herzinfarkt erlegen.

3. Dolanthin-Sucht

Arztfrau, geb. 1891, schwere erbliche Migräne, Anfälle im Zusammenhang mit Menstruation und Pressen beim Stuhlgang. Herz- und Kreislaufstörungen ab 40. Lebensjahr, mit homöopathischen Mitteln und Diät bekämpft, Schlaflosigkeit. Im Dezember 1953 Autounfall mit *Commotio cerebri*, wochenlang Klinikaufenthalt, mit Paraldehyd und Nitrotabletten in erheblichen Dosen. Nach Entlassung zunehmende rasende Kopfschmerzen und Schlaflosigkeit mit täglichen Migränen, die zur Dolanthin-Sucht führten. Eine klinische Entziehungskur hielt im häuslichen Milieu wegen rasender Kopfschmerzen nicht stand. Im Zustand höchster überreizter Schwäche Beginn der Winkler-Behandlung 1954. Nach der ersten Behandlung ruhig, Muskelzuckungen im Gesicht hören auf, sie fühlt große Erleichterung im Kopf und lähmende Müdigkeit, die seit Jahren unbekannt. Nach der vierten Behandlung (fünf Tage später) zum erstenmal wieder spontan Stuhlgang, den sie so lange zurückgehalten hatte, aus Angst vor der dabei obligaten Migräne. Sie blieb diesmal aus. Bis zur sechsten Behandlung keine Migräne, keine Kopfschmerzen, Stuhl von allein. Sie fängt wieder an zu lesen, was jahrelang unmöglich war. Rückfallfreiheit bei zehn Jahren Nachbeobachtung, in denen sie wie früher als Sprechstundenhilfe ihres Mannes tätig sein konnte.

Die schnelle Beseitigung der unerträglichen Kopfbeschwerden ist nur durch Resorption eines Blutergusses im Gehirn (Unfallfolge) zu erklären. Eine Erholung von geschädigten Nervenfasern (durch die gehäuften Migränen) wäre erst nach ein bis zwei Jahren erfolgt.

4. Wirkungsweise der Methode

Winkler hat sich bis zu seinem Lebensende bemüht, eine wissenschaftliche Erklärung für die mit nahezu mathematischer Sicherheit zu berechnenden günstigen Veränderungen, die er mit seiner Methode auslösen konnte, zu finden. Den Vorwurf der Suggestion (damals war es einer), mit dem man seine Heilungen immer wieder bagatellisieren wollte, wies er energisch zurück. In der Schrift „*Der Sicherheitsfaktor in der Naturheilkunde"*, die er im Jahre 1943, kurz vor Zerstörung seines Heimes fertigstellte, und in vier Exemplaren an verschiedene Freunde zur Aufbewahrung vor dem Untergang verteilte, gab er folgenden Versuch einer Erklärung: „Ob die wesentliche Hilfe bei meiner Methode von der gefäßerweiternden Wirkung der Vibration kommt, oder von den Entlastungen im Lymph-Venensystem, oder vielleicht von der Mitwirkung uns noch unbekannter Drüsenstoffe, die durch die bessere Zirkulation der Blutsäfte angeregt wird, sei dahingestellt. Meine Gedanken sind kein Dogma, sondern eine Arbeitshypothese, die jederzeit durch eine bessere bei fortschreitender Erkenntnis ersetzt werden kann. Eine theoretische Beurteilung aber, die sich nicht auf die gefundenen Tatsachen stützt und die praktischen Erfahrungen, die seit 40 Jahren gemacht worden sind, nicht berücksichtigen will, muß abgelehnt werden."

Einer wissenschaftlichen Theorie, die seine eigenen Forschungen bestätigte, begegnete Winkler erst im Jahre 1924, als Rickers *„Relationspathologie"* erschien. Dort wurde bewiesen, daß zwischen Nervenreizung, Strombahnveränderung und Leistung der Gewebe gesetzmäßige Beziehungen bestehen. An die Stelle des hypothetischen „trophischen Nervensystems", das man für die Erscheinungen nervaler Trophik verantwortlich machen wollte, rückte nun das nachgewiesene Nervensystem der Blutbahn. Die Chirurgie des „Sympathischen Nervensystems" erbrachte *in vivo* den Beweis, daß die Unterbrechung sympathischer Bahnen Minderung der vasokonstriktorischen Spannung mit dem Resultat aktiver Hyperämie (Wyschniewski, Sprung, v. Roques) auslöst. Wir können also heute nicht mehr den *Sympathikus* allein für die Effekte der Winkler-Behandlung verantwortlich machen, dessen isolierte Wirkung das Gegenteil unserer Absicht, nämlich Vasokonstriktion, verursachen würde, sondern wissen, daß das gesamte *Vegetative System* getroffen wird (*Sakrale Lokalisation*, S. 48). Zur Abgrenzung von anderen Behandlungsarten, die der gleiche Patient vielleicht vor oder nach seiner Winkler-Periode bei uns bekommt und die wir während der Sprechstunden an anderen Patienten ausüben, hat sich die Abkürzung *„Syma"* so eingebürgert, daß wir sie beibehalten haben. Überdies ist sie in dem patentamtlich geschützten Namen des Apparates *„Symavibra"* bereits verankert.

Im Jahre 1936 begegnete Winkler dem Buch *„Die Lebensnerven"* von L. R. Müller und fand darin vielfach die Bestätigung seiner Erkenntnisse. Es gab ihm Recht darin, daß er unter Übergehung aller bisherigen therapeutischen Errungenschaften nur versucht hatte, direkten Einfluß auf dieses System zu nehmen, aus der logischen Schlußfolgerung heraus, daß man, wenn das gelingen sollte, die Tätigkeit aller Organsysteme und die Anpassung des Organismus an die Umwelteinflüsse entscheidend würde beeinflussen können. Auch das primitive Gefühlsleben, Affekte und Instinkte hängen von ihm ab, kurz das, was man damals als *Konstitution* bezeichnete und nach einem Schlüssel suchte, um diesen scheinbar erb- und anlagemäßig gegebenen Kern der Persönlichkeit fördernd beeinflussen zu können.

Die Frage, wie sich eine Erregung — in unserem Falle also der Vibrationsreiz — im vegetativen Nervensystem ausbreitet und den Erfolgsorganen mitteilt, ist noch immer keineswegs geklärt, wenn auch die Bahnen durch Tausende von Experimenten ermittelt wurden. Der humorale Steuerungsmechanismus ist in neuerer Zeit als ein dem nervalen an Bedeutung gleichwertiges Glied in der Kette der Reaktionen erkannt worden, wodurch die Vermutung, daß die Reizübertragung möglicherweise über ein Zwischenglied chemischer Natur erfolge, bestätigt wurde. Arbeiten von Zondek, Selye und Cannon zeigen, daß ein dem *Adrenalin* verwandter Stoff bei Sympathikusreizung auf dem Blutwege zum Erfolgsorgan gelangt, so daß dieses doppelt getroffen wird, einmal durch den Nervenreiz selbst und zweitens durch das mitsinnige *Adrenalin.* Im Ruhezustand ist dessen Blutspiegel minimal, erst im Bedarfsfall erfolgt Ausschwemmung. Eine gewisse *Adrenalin*reserve muß also ständig vorhanden sein.

Das chemische Zwischenglied des Parasympathikus, das *Azetylcholin* (Löwi, Dale) erscheint überall dort im Gewebe, sowohl hemmend als fördernd, wo ein Organ oder glatte Muskulatur im Sinne des Parasympathikus tätig ist. Im Blut wird seine Wirkung innerhalb weniger Sekunden durch einen ständigen hohen Gehalt an Cholinesterase unwirksam gemacht, so daß es frei nicht darin nachgewiesen werden kann. Schon die anatomischen Verhältnisse des Nervensystems erweisen also, das der Sympathikus einer über den ganzen Organismus ausgebreiteten Entladung fähig ist, während der Parasympathikus auf Teilverrichtungen beschränkt bleibt. Beide benötigen nach Kraus und Zondek zur Entfaltung ihrer Tätigkeit am Erfolgsorgan wahrscheinlich der Hilfe der Kalium- und Kalzium-Ionen, deren Verteilung unter Vermittlung der vegetativen Nerven geschieht.

Vaguserregung bewirkt	Kalium-Ionen-Konzentration,
Sympathikuserregung bewirkt	Kalzium-Ionen-Konzentration.

Schon im Jahre 1928 veröffentlichte Dr. med. E. Hoffmann, Panama, in *„Tiefatmung und vegetatives System“* (Fortschritte der Medizin, 1923), fußend auf den Forschungen Zondeks, seine Anischt, daß die Wirkung der Winkler-Methode als eine Einwirkung auf das Ionengleichgewicht zu verstehen sei.

Eine neue Bestätigung hat Winklers Arbeit durch die Veröffentlichung über Vibrationswirkungen erfahren, die in Gestalt von Schallwellen (nicht Ultraschall) auf der chirurgischen Abteilung des Städtischen Krankenhauses Berlin-Moabit erprobt worden sind (Dr. Erwin Bauers *„Ergebnisse der Tonschwingungsbehandlung in der Chirurgie“*, und Dr. Heinrich Hochmuth, *Archiv für physikalische Therapie*, 6, 1 [1954]). „Bei der Erforschung gewisser Vibrationswirkungen sind wir auf Erkenntnisse gestoßen, die bereits 1918 Eduard Winkler gewonnen und später systematisch ausgewertet hat. Er stellte fest, daß Vibrationen von nur schwacher Intensität stark die Durchblutung anregen. Ihm war der wirksamste Ansatzpunkt die Kreuzbeingegend, von der aus er Fernwirkungen auf das Herz und den gesamten Kreislauf beobachtete. Hypertensionen ließen sich bereits mit den ersten fünf Behandlungen um 30 bis 40 mmHG senken und andererseits Hypotensionen normalisieren. Der mit Hilfe der Vibrationen gesetzte Reiz wird über das Rückenmark zum Zwischenhirn geleitet, wo nach heutiger Erkenntnis die Zentralstelle des vegetativen Nervensystems angenommen wird.

Unsere Selbststeuerungsmaßnahmen sind stets auf die gleichzeitige Erhaltung und Verbesserung aller Körperelemente und ihrer Funktionen ausgerichtet. Mit der Reizung oder der Anregung eines Teiles dieses „Ganzen“ erreicht man die Mobilisierung und Beeinflussung des gesamten vegetativen Systems, vor allem auch die Normalisierung von Funktionsstörungen.

Wir möchten die von Winkler erstmalig erkannte und von uns bestätigte Wirkung auf das Zwischenhirn damit erklären, daß die auf das Kreuzbein aufgesetzten Vibratoren über die Knochenleitung der Dornfortsätze und Wirbelbögen einen Schalldruck auf die Spinalflüssigkeit ausüben. Dieser setzt sich in der Flüssigkeitssäule des *Liquor* bis zur *Medulla* und in die *Ventrikel* fort. Die Druckdifferenzen sind zwar klein, aber infolge der Frequenz von rund 350 Hz in ihrer Summierung wirksam."

Diese Erklärung trifft zweifellos nur ein Moment und vermutlich nicht einmal das Wichtigste (Sakrale Lokalisation, S. 49). Die Bestätigung des Effektes aber von klinischer Seite her ist eine wertvolle Beihilfe auf dem Wege zur Verbreitung der Methode.

Um dieselbe Zeit (1904) gelangte F. Mathias Alexander in England durch Selbstbeobachtung zu der Erfahrung, daß in der entscheidenden Zone, wo Haupt und Körper zusammentreffen, der Mechanismus existiert, der die Kontrolle über die Einheit von Körper und Bewußtsein ausübt. Er nannte es die *Primärkontrolle*, die genau das ist, was Winkler die *Organismuszentrale* nannte. Es ist einleuchtend, daß jeder, der die Ursprungstelle für Regeneration und Heilung sucht, an das Zwischenhirn gerät, welches zugleich die zweckmäßigste Tötungsstelle ist.

Es war auch naheliegend zu versuchen, das Zwischenhirn von der Nase aus schonend zu erreichen. Die endonasale Reflextherapie (Fließ, Koblank, Kröner, Asuero) kann über erstaunliche Fernwirkungseffekte berichten, von denen ich mich anläßlich der Deutschlandreise Asueros selbst überzeugen konnte, ebenso von der sanften Schockwirkung der Nasenpinselungen mit ätherischen Pflanzenölen in ansteigender Reizstärke, die ich bei Dr. med. Ludwig Schmitt, München, kennen lernte.

Im Jahre 1906, als Winkler die Schaltstelle *Zwischenhirn* zu stimulieren lernte, fand Cornelius den Steuerungsort *periphere Nervenpunkte*. Auch die von dort ausgelösten Schaltungen erwiesen sich von einer so zielgerichteten Zweckmäßigkeit für den Organismus, daß Sigmund die Haut als *peripheres Gehirn* bezeichnete. Die Nervenbahnen und Steuerungsmechanismen, die sich im Laufe der Jahrtausende zur Höherentwicklung der Tierreihe bis zum Säugetier mit der Spitze Mensch heranbildeten (entsprechend den vielschichtigen „Notwendigkeiten" im wahrsten Sinne des Wortes) geben noch heute der exakten Forschung Rätsel auf. In der Zeit der hochentwickelten Technik, deren Automatisierung die raffiniertesten Vorgänge (Pumpwerk des Herzens, Filterwirkung der Niere, Rechenfunktion des Gehirnes) nachzuahmen gelernt hat, liegt es nahe, die Grenzen zwischen Natur und Technik zu verwischen. Wagner, München, hat die Gesetzmäßigkeiten, die bei allen Einzelleistungen von Tier und Mensch zu beobachten sind, zu einer allgemeinen Theorie der selbständigen Regelung zusammengefaßt, die einen Großteil des vegetativen Geschehens befriedigend erklärt (*„Probleme und Beispiele Biologischer Regelung"*).

Er beschreibt Regelkreise im Organismus, in denen — genau wie in der Technik — das System in einer zyklisch geschlossenen Kausalkette auf sich selbst zurückwirkt,

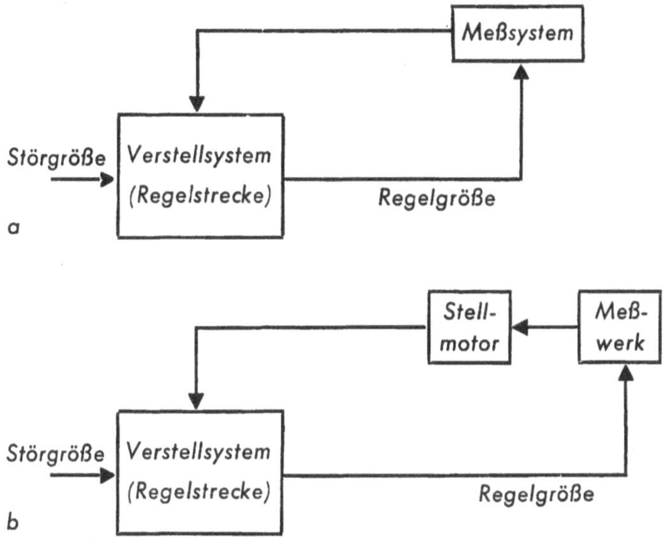

Schematische Darstellung technischer Regler
a) mit direkter Wirkung des Meßsystems auf das Verstellsystem,
b) mit zwischengeschaltetem Stellmotor (nach *Leonhard*).

Aus: R. Wagner, Probleme und Beispiele biologischer Regelung (Stuttgart, 1954)

eine Regelabweichung demnach selbst zur Ursache ihrer Beseitigung wird. Allerdings spielen im organischen Leben Einflüsse, die von außen an den Regelkreis kommen, eine viel unberechenbarere Rolle als in der Technik. Je nach Art der Verschaltung des Regelkreises kann der Ausschlag, der auf Störungen hin eintreten muß, gut oder schlecht gedämpft sein, wovon die günstige Lösung der Regelungsaufgabe abhängt. Bei Kenntnis der dynamischen Eigenschaften der Bauglieder gegenüber bestimmten Störformen ist es möglich, das Verhalten des gesamten Kreises zu bestimmen und zu berechnen. Beim menschlichen Körper hat die Physiologie eine erhebliche Anzahl von instruierenden Tabellen über die Eigenschaft der Bauglieder solcher automatischen Kreise experimentell ermittelt. Die Gemeinsamkeit technischer und biologischer Regelungsvorgänge besteht darin, daß in beiden Fällen nach Auslenkung einer zu regelnden Größe der alte oder ein neuer Gleichgewichtszustand hergestellt wird, der ähnlichen mathematischen Gesetzmäßigkeiten unterliegt.

Im Hinblick auf die Winkler-Kur interessiert am meisten der Mechanismus der Regulation des Blutdruckes und der Temperatur. Beim ersteren sind die *Pressorezeptoren* in der Wand des Aortenbogens und der *Carotissinus* die „Meßorgane", deren Signale in das Vasomotoren- und Herzsteuerungszentrum in der *Medulla oblongate* gelangen. Von hier erfolgt die Weiterleitung über das vegetative Nervensystem zu den Effektoren (Herz- und Gefäßmuskulatur) und zu den Blutspeichern (Leber und Milz). Steigt der Druck im aortalen Windkessel, so führen die Signale der Presserezeptoren zur Tonussenkung und Gefäßerweiterung in ausgedehnten Körpergebieten, zur Herzschlagverlangsamung und Verminderung der zirkulierenden Blutmenge durch Zurückhaltung in den Speichern. Die Gesamtheit dieser Maßnahmen setzt den Blutdruck herab bzw. verhindert sein Absinken. Die gewohnheitsmäßige medikamentöse Beeinflussung eines der Kettenglieder dieses Regelkreises, bei der sowohl Medikament wie Dosis für das korrekturbedürftige Nervensystem unerprobt ist, kann ebenso häufig eine Störung wie eine Hilfe bedeuten (z. B. beim Bedarfshochdruck der Alten). Während der Winkler-Kur, die auf andere Weise eine Eufunktion der Regelkreise einleitet, muß sie auf jeden Fall als ungerechtfertigte Störung unterbleiben.

Ebenso einleuchtend wird die Parallele für die Temperaturregelung aufgezeigt. An der Körperoberfläche greifen die Störgrößen in Form von Unterkühlung oder Überwärmung an und werden von den Thermorezeptoren aufgenommen, worauf unmittelbar auf nervösem Wege Gegenmaßnahmen eingeleitet werden, bevor die Störung überhaupt die Regelstrecke erreicht hat. In der Technik nennt man das „Regelung mit Störwertaufschaltung“, die besonders gute Regelergebnisse bei großen und plötzlichen Störungen gibt. Beim Menschen funktioniert dieses Prinzip so prompt, daß es bei plötzlichen äußeren Abkühlungen gar nicht erst zu einem Abfall der Körpertemperatur, sondern meist sogar zu einem Anstieg kommt. Wärmebildung und Wärmeabgabe werden unmittelbar „gestellt“. Stellorte sind die Muskeln, in welchen die Verbrennungsprozesse auf verschiedenes Niveau eingestellt werden können (Kältezittern, Erwärmungsbewegungen), die Haut (Schweiße) und innere Organe wie Leber (Durst, Essenslust) und Lunge (Atemfrequenz). Die Auswirkung solcher „Stellmaßnahmen“ auf die Bluttemperatur des Körperstammes wird vom Hypothalamus sofort wieder erfaßt und zu weiteren Korrekturen verarbeitet. Fieberanstieg bedeutet also nach der regeltheoretischen Deutung wie bei Winkler keineswegs ein Versagen der Regelvorgänge, sondern eine Sollwertverstellung, das heißt eine planmäßig von den zentralnervösen Instanzen veranlaßte Höherstellung der Körpertemperatur.

Die Anwendung fieberdrückender Medikamente im Beginn fieberhafter Krankheiten ist so üblich geworden, daß der Laie sie von seinem Arzt fordert oder schon eigenmächtig anwendet, ehe dieser kommt. Das bedeutet eine erhebliche, zusätzliche Störung im Funktionskreise der Wärmeregulierung, die die optimale Abwehrleistung gegen die erste Störung (Erkrankung) blockiert. Rückfälle und Komplikationen müssen wir immer wieder nach unmotivierter Fieberdrückung erleben, besonders bei Kinderkrankheiten, wodurch nicht nur die Rekonvaleszenz verzögert, sondern auch der automatisch vorgeplante und in den Stellgliedern bereits angelaufene nachfolgende Aufschwung sabotiert und die Erwerbung spezifischer Immunität verhindert wird.

Auch diese Theorie, die eine erhebliche Erweiterung der in der Physiologie ihre Stelle einnehmenden „Reflexbögen“ bedeutet, weiß über die zentralen Schaltstellen keinen Aufschluß zu geben — weder über die Instanz, die als Sollwertgeber funktioniert, noch wie der Sollwert eingestellt wird und wie der Sollwertvergleich des Regelwerkes zustande kommt. Wenn es die Hauptaufgabe jeder Regulation im Zellstaat ist, die Konstanz des inneren Milieus so zu garantieren, daß das Leben des Organismus und jeder Zelle, soweit sie sich seinem Zwecke eingliedert, gewähr-

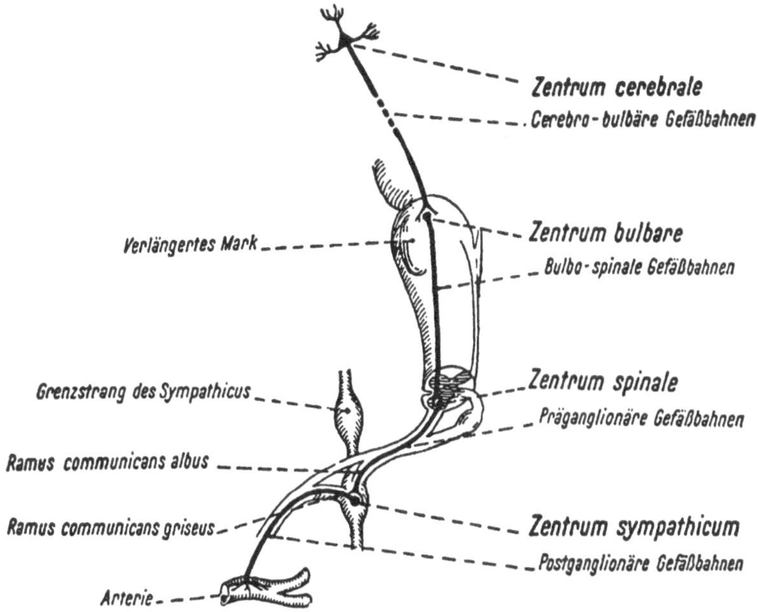

Schema für das gesamte efferente System des Vasomotorenapparates (nach *Bing*)
(Biologische Regelung)

Aus: R. Wagner, Probleme und Beispiele biologischer Regelung (Stuttgart, 1954)

leistet ist, so kommt der Vergleich, wie alle einmal, an dieser Stelle zum Hinken. Die *Konstanten* der biologischen Regelkreise sind nicht konstant wie die technischen, die der Mensch ersonnen hat, nicht im pflanzlichen bei humoraler Befehlsübertragung, noch weniger beim Tier mit humoraler und nervaler Übertragung und am wenigsten beim Menschen, wo die mentale Befehlsgebung als ganz große Unbekannte hinzukommt. An unseren Krankheitsbeispielen, die nach Gruppen zusammengefaßt sind, läßt sich sehr deutlich ablesen, daß die *Syma* die Reglerkreise im Sinne der Eufunktion beeinflußt, sowohl wenn die Heilung schnell und überraschend einsetzt, wie wenn die Einregulierung langsam aber sicher im Laufe des Jahreszyklus deutlich wird und auch an den Unheilbaren, bei denen die Sollwerte schon auf den Tod hin ausgerichtet sind, der dann durch Winkler-Behandlung beschleunigt, aber für das Individuum optimal organisiert eintreten wird (s. Kontraindikationen).

Die durch physiologische Experimente gewonnenen Auffassungen über die „*Vegetativen Steuerungen*" von Walter Scheid (Hamburg, 1947) ermöglichen eine noch weitergehende Deutung von automatischen Abläufen im Organismus, die sich bisher beharrlich unserer Einsicht entzogen. Auch seine Erklärung ist kein Dogma, sondern kann und wird durch neue Erkenntnisse ausgebaut werden müssen. Er selbst sagt von ihr: „Wenn eine Theorie paßt, so leistet sie mehr und ist fruchtbarer, als wenn sie im alten Sinne bewiesen ist.“ Sie erklärt den Wechsel der Innervation an ein und demselben Organ, das einmal sympathischen und unter anderen Bedingungen parasympathischen Impulsen zu folgen hat — eine physiologische Erfahrungstatsache, die im Widerspruch zur Theorie der fest vorgebildeten Nervenverbindungen steht, die unter gemeinsamer sympathischer oder parasympathischer Schaltstelle stehen sollen. Sie paßt zur Erklärung für alle Leistungen, für die man übergeordnete Steuerungszentren gefunden hatte, ebenso wie für alle, die man autoritativ von der Peripherie her in Gang setzen konnte. Sie schließt unmittelbar an die Lehre Rickers an, die die Relation zwischen Nervenreiz und nerval gesteuerter Blutbahn als langersehnte Erklärung für die Ganzheitsmethoden erbrachte. Nach Scheid gibt es nicht ein definitiv festgelegtes Nervensystem, sondern ein wandelbares, gleichsam kolloidales, wobei die *Nervenanschlüsse* je nach Bedarf immer wieder hergestellt werden und bei Nichtbenutzung wieder zerfallen können. Unter den vielfachen Möglichkeiten der Nervenanschlußbildungen ist eine, die dem Ausgleich der vorhandenen Spannungen am besten dient und zugleich die größtmögliche Ähnlichkeit mit dem konstitutionell vorgebildeten Gefüge der ganzen Person hat. Scheid nennt sie die „leibverwandte Gestalt des Inbildes“. Wenn der Organismus funktionsfähig sein soll, dürfen nur leibverwandte Inbilder neu entstehen. Plötzliche, übermäßig starke oder abnorm häufig sich wiederholende Reize können leibfremde Nervenbildungen zustande kommen lassen, die als Wurzel von Krankheiten angesehen werden können. Es käme also bei der Therapie auf ein Zurechtschieben fehlerhafter Nervenstrukturen an, welches ohne weiteres als Effekt einer wie auch immer gearteten Neuraltherapie leichter denkbar ist, denn als Effekt einer lokal begrenzten symptomatischen Organtherapie. Die Steuerung der Gefäßfunktion erkannte er, genau wie Winkler, als das weitaus wichtigste und wirksamste Werkzeug, mit dem das vegetative Synneuron die Organverrichtungen zügeln oder antreiben kann, sowohl über die *vasa privata* als auch über die *vasa publica*. Als Ansatzpunkte für einen solchen wirksamen Eingriff bezeichnet er die vegetativen Knotenpunkte hinter der Nasenschleimhaut, hinter den Mandelpolen und an den Grenzstrangganglien des *truncus sympathicus*. Der Versuch kann zwar von jeder beliebigen Stelle aus unternommen werden *(das Nervensystem reagiert immer als Ganzes)*, aber von den genannten Orten aus ist die Wahrscheinlichkeit am größten, die Störungsstelle im Organismus zu erreichen. Jede Fieber- und Schocktherapie, die die Wärme- und Gefäßsteuerungszentren im Zwischenhirn trifft, hat Aussicht, eine Umschichtung in Richtung der Heilung mit Zerfall leibfremder Nerven-Strukturen zu erreichen, weil dort alle Schaltungsmöglichkeiten zusammentreffen. Es erübrigt sich daher die manchmal schwierige und nicht ungefährliche Fokussuche, indem der oft lange Zeit geduldete *Störsender* sich als unangenehme „Reaktion“ erneut bemerkbar macht.

In bezug auf die Winkler-Behandlung erklärt sich damit das Phänomen, daß Reaktionen, die oft wirklich sehr unangenehm und für den Patienten beängstigend sein können, erst aufzutreten pflegen, wenn der Gesamtorganismus die Kraft zu ihrer Überwindung gewonnen hat (*die Sollwerte neu eingestellt wurden*). Es erklärt sich auch folgerichtig die mit den Homöopathen parallel gewonnene Erfahrung, daß sich die Krankheitsvorgänge, einmal in Gang gebracht, genau in der Reihenfolge ihrer ehemaligen Zusammenknäulung wieder zurückspulen, wobei jedes seinerzeit nicht völlig ausgeheilte, sondern unterdrückte Symptom einmal wieder auftritt. Eine Winkler-Patientin, die wegen Migräne und Rheumatismus die Kur begonnen hatte, bekam nach der achten Behandlung eine Gaumensegellähmung, die etwa fünf Tage anhielt, mit allen zugehörigen Symptomen, die der Patientin von einer Diphtherie her sofort bekannt waren, die sie vor fünf Jahren durchgemacht hatte und die ihren derzeitigen, sehr arbeitsbehinderten Zustand verursacht hatte. Solche Berichte könnte jeder Winkler-Arzt anfügen, ebenso jeder erfolgreiche Homöopath. Wie lange pathogene Bakterien unbemerkt ihr Dasein im scheingesunden Organismus fristen können, demonstrierte mir eine Patientin, deren *Gonorrhoe,* die 22 Jahre vorher durch die jetzt obsoleten Methoden nur unvollkommen beseitigt worden war, nach der neunten Behandlung mit einem so profusen Ausfluß exazerbierte, daß sie wegen nässendem Ekzem in Reithosenform, bei dem sich das rohe Fleisch nur sehr langsam wieder mit neuer Haut bedeckte, fast drei Wochen lang nicht gehen konnte. Salben, um diesen Zustand zu erleichtern, standen damals nicht zur Verfügung.

In der modernen Neuraltherapie machte man dieselben Erfahrungen. So berichtet Siegen („*Theorie und Praxis der Neuraltherapie mit Impletol*"): „Frühere, vom Patient längst vergessene, als abgeheilt angesehene Krankheiten können in einer Form exazerbieren, daß sie mit hohen Temperaturen und funktionellen Krisen das Gesamtbild der Lage wie im akuten Stadium beherrschen. Wir sollten uns nicht fürchten, das Risiko einer diagnostisch so wertvollen Exazerbation auf uns zu nehmen." Winkler hat sich nicht gefürchtet, sondern war nach den ersten aufregenden Jahren seiner neuen Erfindung schon der Ansicht, daß solche Zustände kommen müßten, wenn nicht die ständige Gefahr eines Rückfalles bestehen bleiben sollte und bereitete seine Patienten nach Jahren der Erfahrung mit termingerechter Sicherheit darauf vor. Auch das *Wunder des ersten Anfanges,* von dem alle Ganzheitsmethoden berichten, gewinnt auf diese Weise bei den Zweiflern an Wahrscheinlichkeit. Der Patient, der sich gleich 100%ig unter die Bedingungen der Kur stellt, sei es bei Diät-, Kneipp- oder Winkler-Kur, verändert sich in seinen Nervenstrukturen, er wird wieder „er selber", fähig zu zielgerichteten, prompten Reizantworten, das heißt, er kommt auf die Höhe seiner Konstitution. Selye würde sagen: „Die Adaptationskraft wird wieder aufgeladen"; Wagner: „Die Sollwertstellung ist auf das optimale Niveau eingestellt"; Alexander: „Die Primärkontrolle funktioniert wieder". — Macht er aber nur halb mit, schiebt er immer wieder unerwünschte Reize dazwischen („einmal ist keinmal"), so bilden sich wieder leibfremde Strukturen, je häufiger, je mehr — um so geringer ist die Chance, zum Neuaufbau zu kommen. Winkler schloß konsequent beim dritten Kurfehler die Behandlung endgültig und riet mir dringend, das einzuhalten, um Fehlschläge zu vermeiden.

Die Verantwortung für die Auswahl des heilenden Reizes und die Notwendigkeit der individuellen Dosierung schaffen die *conditio sine qua non* des Selbstversuches für Ärzte. Ein unsicherer Anfänger erfüllt den Patienten mit fehlerhaften Nervenstrukturen und vergrößert die Fülle der von außenher krankmachenden Reize um die iatrogenen, die, weil gezielt, unausweichlich und häufig wiederholt, eine besonders dauerhafte Schädigung zu setzen geeignet sind.

Ebenso dauerhaft sind dafür die erworbenen Vorteile im Fall der Treue. Ich habe nicht wenige Patienten übernommen, die 25 und 30 Jahre in Winklers Behandlung waren, ohne je wieder erkrankt zu sein. Manche hatten abbrechen müssen, waren aber noch ungefähr in derselben Linie geblieben, hatten Atemübungen, Abstinenz von Genußgiften und etwas Liegekur nach Möglichkeit weitergeführt. Sie waren nach Jahren oder Jahrzehnten viel schneller wieder einzuregulieren als der Anfänger. Die richtigen Nervenstrukturen, die in ihnen schlummern, bieten sich wieder auf den altgewohnten Reiz an — und die Harmonie stellt sich schnell wieder her — die Behandlungspausen können und müssen alsbald wieder groß werden. Eine 78jährige Dame ermittelte mich in der Nachkriegszeit wieder als Schülerin Winklers. Nachdem sie zehn Jahre lang keine Behandlung mehr hatte nehmen können, wollte sie durchaus die Kur von vorn beginnen, und ich mußte sie mühsam davon überzeugen, daß sie wegen Betonung des ersten Herztones bereits nach der fünften Behandlung, das heißt nach acht Tagen, sofort wieder vier Wochen Pause benötigte, die dann gleich auf fünf, sechs und sieben Wochen ausgedehnt werden mußte, weil die Elastizität in ihrem Gefäßsystem sich so überraschend schnell wieder herstellte, daß man ihr mit mehr geschadet hätte.

Die Erfolge bei Beseitigung ererbter Schädigungen und Organminderwertigkeiten, die nach Winklers Erfahrungen nur zu erwarten waren, wenn vom 5.–8. Lebensjahr oder spätestens vom 12.—15. behandelt wurde, gewinnen unter den Gedankengängen von Scheid und Wagner an Glaubwürdigkeit. Ehe sich zu viele krankhafte Strukturen gebildet haben, müssen die angeborenen Störungsfelder durch den regelmäßigen, eutonisierenden Impuls aufgelöst und durch konstitutionsgemäße Strukturen bzw. optimal eingestellte Regelkreise ersetzt werden. Natürlich können wir nichts in den Organismus hineinlegen, was nicht schon darin wäre, sondern der Umbau geschieht durch Ausschaltung der Störung und feste Verankerung der guten Anlagen.

Die durch die moderne Physik angebahnte Auffassung des lebenden Organismus als eines schwingenden, elektrischen Systems, abhängig von den Wellen, die durch die Atmosphäre an ihn herandrängen, blieb Winkler unbekannt. Da aber Schleich, den er als verwandten Geist unablässig studiert hatte und zitierte, mit seinen „Ätherwellen" intuitiv schon auf demselben Wege war, ehe die exakte Forschung ihn eröffnete, so setzte er sich auch mit dieser Theorie schon auseinander.

Winkler schreibt in seiner letzten Schrift *„Der Sicherheitsfaktor in der Naturheilkunde"* im Jahre 1943: „Meiner Ansicht nach gewinnt an Hand meiner Methode, die in sinngemäßer Weise von einer gefundenen Körperzentrale aus die Vibrationswirkung auf den ganzen Organismus bewirkt, die Erklärung Wahrscheinlichkeit, daß eine Umwandlung der elektrischen Ätherwellen durch die Ganglien gar nicht erst nötig ist, sondern daß mit dieser Behandlung die sympathischen Nervenganglien als natürliche Empfangsapparate auf die Schwingungsart der elektrischen Ätherwellen wieder eingestellt — und direkt akkumulatorenartig geladen werden. Sie leiten dann die elektrische Spannkraft, die Wille und Energie erzeugt, je nach Bedarf in alle Gewebe und Organe weiter."

Diese Auffassung grenzt sehr nahe an die ihm unbekannt gebliebene Yoga-Lehre, nach der die kosmische Energie durch das Chakra der *Medulla ablongata* in den

Organismus einströmt, der sich durch besondere Haltungs- und Atemübungen für ihre Aufnahme und Speicherung geeignet erhalten muß (Anteil der Atmung, S. 40/41).

Man mag Reizwege beschreiten, je nach Kenntnis und Wahl, irgendwo werden sie die Organismuszentrale erreichen, die die Antwort gezielt nach den eingeborenen Zwecken des Organismus zu verwenden versuchen wird. „*Die weise Benutzung des vegetativen Systems wird einmal den Hauptteil der ärztlichen Kunst ausmachen*" (v. Hering).

III.

1. Indikationen und Kontraindikationen der Winkler-Methode

Bei jedem Zusammentreffen und Meinungsaustausch mit klinisch tätigen Kollegen werde ich um eine präzise Indikationsstellung für die Winkler-Therapie angesprochen. Ein Drängen in dieser Richtung ist der sichere Anzeiger dafür, daß der Fragende sich noch nicht eingehend mit dem Wesen einer Ganzheitsmethode befaßt hat, obgleich er — beeinflußt von dem Zug der Zeit — sie seinem therapeutischen Rüstzeug eingliedern möchte. Brauchle sagte in seiner *„Naturheilkunde des praktischen Arztes“*: „Eine feste Beziehung zwischen Diagnose und Behandlungsmittel, wie wir sie von der Wissenschaft her kennen, findet sich in der Naturheilkunde nicht.“ Diagnosen sind Krankheitsnamen. Wir älteren Ärzte haben erlebt, daß sie einem gewissen Wechsel der Mode unterworfen sind, ebenso wie die an diese Diagnosen gekoppelten Therapien. Speransky sagt zu diesem Thema in seinem Buch *„Grundlagen der Medizin“*, in dem er unter anderem auch das feste Dogma der Beziehung von Diagnose zur Therapie erschüttert hat: „Man darf jedoch nicht denken, daß der Verschiedenheit der Pathologie auch eine solche der Therapie entsprechen müsse, daß also jede Krankheit ihre besondere Behandlungsform haben werde. Jeder Eingriff unsererseits hat nicht eine, sondern viele Folgen. Die Wirkung kann sowohl von der Gesamtheit aller Teile, als auch von jedem Teil im besonderen abhängen. Daraus folgt, daß die Medizin niemals ein Allheilmittel haben wird.“ Auch die Winkler-Methode will kein Allheilmittel sein. Lesen wir die Indikationslisten anderer Ganzheitsmethoden, mögen sie periphere oder zentrale, humorale oder nervale Beeinflussungsmöglichkeiten aufsuchen, so gehören zu jeder von ihnen die gleichen Krankheitsbilder, nämlich nahezu *alle.*

Zur *Indikationsstellung* der Winkler-Methode gehören folgerichtig diejenigen krankhaften Veränderungen, deren Verlauf weitgehend vom Tonus und der optimalen Funktion des vegetativen Nervensystems abhängen. Welche sind das? Theoretisch ebenfalls *alle.* Es gibt kaum eine Krankheitsbezeichnung, für die sie nicht gegebenenfalls passen oder sogar rettend sein könnte. Wenn bei einer Diskussion ein Kollege ärgerlich einwarf: „Sie werden doch nicht behaupten, daß Sie einem Manne mit Ihrer Vibration nützen können, wenn er einen Arm verloren hat?“ — So glaube ich das allerdings; denn abgesehen davon, daß der schwer zu behebende Phantomschmerz damit des öfteren beseitigt wurde, so hängt das Schicksal eines jeden Invaliden davon ab, wie er sich mit seinen restlichen Fähigkeiten einrichtet. Ein Amputierter, dessen vegetative Funktionen (die endokrinen eingeschlossen) optimal ablaufen, ist seelisch und körperlich hundertmal besser daran, als ein Goliath, der an vegetativer Dystonie erkrankt. Denn der erstere wird sein Leben, wenn auch vielleicht unter gänzlich veränderten Umständen, zu meistern lernen, während der letztere der Invalidenrente zusteuert.

Die anfänglichen Entgleisungen unserer inneren Regulationsmechanismen bleiben im allgemeinen unter der Reaktionsschwelle der klinischen Laboratoriumsmethodik. Also kann für einen großen Teil bereits dringend behandlungsbedürftiger Patienten oft noch keine Diagnose gestellt werden. Da die Syma bereits in erster Phase neben der Stärkung des Herzens durch Beseitigung der peripheren Widerstände und durch vermehrte Ausscheidung durch Darm, Nieren und Haut eine fühlbare Entlastung bringt, so kann sie auch in ungeklärten Fällen eingesetzt werden. Die eigentliche Krankheitszone wird sich zwischen der fünften bis zehnten Syma bemerkbar machen, mag das nun ein versteckter Fokus sein oder ein „kränkender" seelischer Insult.

Nervenkrankheiten, von Psychosen und Depressionen bis zu anstaltspflichtigen Grenzfällen von Geisteskrankheiten, zeigen oft erstaunliche Heilungsmöglichkeiten. Bei ihnen summiert sich am sichtbarsten der Effekt der Desintoxikation des Blutes auf die Stimmung mit der Behebung hormonaler Dyskrasien und Mangelzustände. Suicide sind während der Winkler-Kur nicht bekannt geworden, obwohl die Neigung dazu häufig der Grund war, sich dieser Methode zuzuwenden. Nur von einem Arzt weiß ich, der als Morphinist und schwerster Asthmatiker seine Hoffnung auf Dr. Winkler gesetzt hatte und sich nach der achten Behandlung das Leben nahm, weil er den logischen Aufbau der ganzen Methode, aus dem sich eine begründete Hoffnung auch für ihn abgeleitet hätte, nicht mehr begriff, sondern sie für einen Suggestionsversuch hielt.

Es hat sich gezeigt, daß jede Art von Sucht eine bevorzugte Indikation ist. Die Entwöhnung tritt ohne Qual ein, weil der Patient von der ersten Behandlung an ein Äquivalent für den gewohnten Reiz des Alkaloids bekommt, der ihm nicht nur dasselbe, sondern auf die Dauer ein viel tiefer fundiertes Wohlgefühl vermittelt, so daß die Abstinenz dem sich täglich entgiftenden Organismus täglich leichter fällt.

Infolge der wärmenden und gefäßerweiternden Wirkung der Syma ist es einleuchtend, daß Alterskrankheiten eine bevorzugte Indikation sind. *Winkler* hatte als ungefähre Grenze nach oben 70—72 Jahre angegeben, jenseits deren man nur in Ausnahmefällen noch neu beginnen sollte. Seit aber ausschließlich der in der Amplitudengröße gut dosierbare Winkler-Vibrator Anwendung findet, sind nach oben und unten keine Altersgrenzen mehr abzugrenzen. Wir haben 3 Monate alte Säuglinge und 88jährige Greise mit Erfolg behandelt, unter entsprechend modifizierter Handhabung der Vibration. Bei *Paralysis agitans, Arteriosklerose* des Gehirns und Folgen von *Enzephalitis* oder Schädigungen von Gehirnabschitten durch Insulte kann man keine Versprechungen machen. Aber wir haben eine beträchtliche Reihe von Wiederherstellungen und auch befriedigenden Heilungen bei diesen Zuständen zu verzeichnen. Jeder Organismus hat viel größere Ausgleichsmöglichkeiten, als man allgemein annimmt. Wir erlebten Entwässerungen über die Haut oder durch den Darm bei Schrumpfnieren, wochenlang und monatelang, bis sich das Organ erholt hatte und seine Funktion selber wieder aufnahm. Patienten mit Leberparenchymschäden, die nur mit regelmäßigen Aszitespunktionen leben konnten, haben sich wieder herstellen lassen und wurden beschränkt arbeitsfähig. Nicht jeder allerdings — aber wer könnte die Grenze der Reparationsfähigkeit vorher abstecken?

Die Möglichkeit, durch Vasodilatation und fortlaufend gesteigerte Atemexkursionen im brüchigen Hirnarteriensystem eine Blutung auszulösen, ist zu erwägen, ebenso die abnorme Durchlässigkeit der Gefäßwände bei schwerer Gelbsucht und nach septischen Zuständen. Frische Blutungen jeder Art, auch nach Verletzungen und bei Störungen im weiblichen Genitaltraktus sind keine Kontraindikationen, sondern nötigen nur zur Verschiebung des Behandlungsbeginns. Dasselbe gilt für Lähmungen jeder Genese, bei denen nichts zu riskieren ist, nur oft überraschend viel zu gewinnen. Auch schaltet hier der Zeitfaktor aus. Was nach Ansicht der vorbehandelnden Ärzte gar nicht mehr funktionsfähig werden kann, das ist am Ende noch schnell gebessert, wenn es nach einem Jahre deutliche Ansätze zeigt und nach drei Jahren als gesicherter Besitz angesehen werden kann. Weit häufiger als man annimmt, sind die Ganglien der Nervenbahnen, deren periphere Gebiete bereits Entartungsreaktion geben, nur blockiert durch mechanische Behinderungen, durch Stoffwechselvergiftungsprodukte oder Bakterientoxine, und nehmen nach deren Beseitigung ihre Funktion wieder auf, selbst nach fünf Jahren. Später allerdings schwerlich, obwohl sich einige Male der Versuch gelohnt hat.

Die Frage der *Kontraindikationen* leitet sich zum Teil aus konstitutionellen und sozialen Hintergründen her. Letztere sind sorgfältig zu erwägen, damit wir nicht einen Patienten zu einer kostspieligen Kur verleiten, deren Bedingungen er auf Dauer nicht einhalten kann.

Es können berufliche Umstände vorliegen, die die Einführung von Atemübungen widerraten. Das trifft für *Heizer, Schmiede, Lastwagenchauffeure, Verkehrspolizisten, Lackierer, Taucher, Bergleute, Gastwirte* und *Vertreter* der Genußgiftindustrie, für *Sekretärinnen* ständig rauchender Chefs und *Operationsschwestern* zu.

Ferner können *mechanische Hindernisse* vorliegen, durch die das Tragen von Stützkorsetts, Schienen oder einschnürenden Bandagen sich nicht mehr vermeiden läßt. Auch muß der Patient in der Lage sein, sich *reichlich ernähren* zu können, um den ansteigenden Appetit, den die Kur im Beginn auslöst, befriedigen zu können. In der Notzeit gelang es zwar, auch ausgemergelte Flüchtlinge aus akuter Gefahr (z. B. Typhus oder toxischer Diphtherie) herauszureißen, aber ein wirklicher Aufbau konnte nur folgen, wenn etwas Milch und Fett zusätzlich zu beschaffen waren.

Auch muß die *Abschaltung der gewohnten Arbeit* für so lange Zeit zu ermöglichen sein, wie der Arzt es nach seinem Untersuchungsbefund für nötig erachtet, um die Sauerstoffabsättigung der erkrankten Gewebe zu erreichen.

Eine *unbelehrbare Umgebung*, die ständig zur Überschreitung der Kurvorschriften nötigt (Rauchen, Wein, Kaffee), Liegekuren in gebessertem Zustand lächerlich macht und die Grundbedingungen der guten Lüftung und geringen Zimmertemperatur durchkreuzt, gilt als absolute Kontraindikation, ebenso wie mangelnde Einsicht und Intelligenz des Patienten selbst oder der Verwandten, auf deren Hilfe er angewiesen ist.

Rentensüchtige lehne man energisch ab. Der Wunsch zur Gesundung ist eine *conditio sine qua non* zur Mitarbeit, während die erlahmende Kraft zum Durchhalten über lange Zeit dem Patienten bei jeder Vibration neu erweckt wird.

Die Behandlung von *offen Tbc-Kranken* übernehme man nur in ganz speziellen Fällen. Hier liegt die Gefahr in dem verführerischen Wohlbefinden und guten Aussehen des Patienten, der dann vorzeitig von privater und beruflicher Seite als geheilt betrachtet und wieder voll belastet wird, ehe der Winkler-Arzt dazu die Erlaubnis gibt. Die Folge war manchmal beschleunigter Untergang, während sich der Patient mit der üblichen Therapie in einem erträglichen Stadium der Halbgesundheit jahrelang noch hätte erhalten können.

In Fällen offensichtlich *mühsamen Gleichgewichts* hüte man sich, mit der Winkler-Kur einzugreifen, um nicht ein folgenrichtiges Ende zu beschleunigen. Nur eine sehr sorgfältige Anamnese kann vor gefährlichen Überraschungen bewahren. Überstandene Bauchfellentzündungen, eingekapselte Abszesse, versteckte chronische Infektionen, die in ein Beruhigungstadium eingetreten sind, rühre man nicht an, solange der Patient sich arbeitsfähig fühlt, sondern helfe ihm mit anderen Naturheilmethoden. Immer mache man sich klar, daß die Winkler-Methode keine Basistherapie ist, auf die jede andere ergänzend oder führend aufgesetzt werden kann, sondern daß ihre Anwendung den definitiven Verzicht auf eine erhebliche Reihe anderer therapeutischer Möglichkeiten bedeutet — wovor der Ungeübte mit Recht zurückscheuen sollte.

Frische Geschlechtskrankheiten gelten als Gegenindikation, weil der Schutz der Umgebung eine sofortige Beseitigung der Infektionsgefahr mit rigorosen Mitteln erfordert.

Am schwierigsten zu beurteilen ist die Reparationsmöglichkeit der parenchymatösen Organe. Wie weit eine Lunge von Tumor oder Tbc. zerstört ist, zeigt das Röntgenbild, wie weit sie noch Elastizität in ihren Resten besitzt, um das Atemvolumen zu vergrößern, kann nur die Erfahrung lehren, die durch sorgfältige Behandlungsversuche erworben wird. Wenn allzu viele schädigende Momente in der Vorbehandlung pausenlos eingewirkt haben, kann man nicht mit einer Wiederherstellung der Reaktionsfähigkeit rechnen. Dauergebrauch von Barbitursäure-Präparaten, intensive Röntgenbestrahlungen und Ultraschallbehandlungen lähmen die Erneuerungsmöglichkeit in den betroffenen Geweben und in den benachbarten, so daß wenigstens ein Abstand von drei Jahren vor dem Kurbeginn liegen muß. Eventuelle Erfolge, die in dieser Zeit eintreten, werden noch der Vorbehandlung gutgeschrieben, während ausbleibende Besserung das Vertrauen in die neue Methode endgültig zerstört.

Die folgende tabellarische Übersicht der Indikationen und Kontraindikationen ist entsprechend den langjährigen Erfahrungen der Winkler-Ärzte durch Rundfragen zusammengestellt worden und in absteigender Linie ihrer relativen Gültigkeit angeordnet:

Indikationen

1. Herzkrankheiten, besonders Insuffizienzen leichten und mittelschweren Grades, Rhythmusstörungen, Angina pectoris und entzündliche Zustände am Perikard und Myokard,
2. Obliterierende Gefäßerkrankungen,
3. Blutdruck- und Kreislaufstörungen,
4. Endokrine Dyskrasien, besonders durch Entwicklungsphasen bedingte durch konstitutionelle Minderwertigkeit oder infektiöse Genese hervorgerufene. Angeborene Dysplasien erfordern zusätzliche Substitutionsmittel, profitieren aber dann entscheidend von einer optimalen Funktion der Steuerungszentren.
5. Allergien jeder Genese und Erscheinungsformen,
6. Altersschäden,
7. Lähmungen jeder Form und Genese,
8. Rheumatismus jeder Form und Genese,
9. Verletzungsfolgen, Brand- und Frostschäden in jedem Stadium,
10. Arthropathien und Stützgewebserkrankungen,
11. Psychoneurotische Störungen auf organischer Grundlage und Süchte jeder Art,
12. Vegetative Dystonie,
13. Infektionskrankheiten nur im Falle eintretender Komplikationen, da ihr normaler Ablauf durch übliche biologische Behandlung befriedigend zu steuern ist.

Kontraindikationen

1. Idiotie und Imbezillität,
2. Geschlechtskrankheiten,
3. Tuberkulose 2. und 3. Grades,
4. Nierenkrankheiten in Verbindung mit Lungen- und Leberinsuffizienz,
5. Herzklappenfehler mit Wassersucht und Endokarditis lenta im floriden Stadium,
6. Langdauernde schädigende Vorbehandlungen (Röntgen-Bestrahlungen, Ultraschall), Morphium- und Barbitursäureabusus, Hormonüberdosierungen oder langdauernde Gewöhnung (mehr als drei Jahre),
7. Berufe, die unausweichlich mit Atemgiften verbunden sind,
8. Eingekapselte Eiterherde an unzugänglichen Stellen,
9. Andauernde unvermeidliche Behinderung wichtiger Körpergegenden und Organe durch Stützapparate und Bandagen,
10. Frische Erkrankungen seröser Häute und drohende Blutungen erfordern Aufschub des Behandlungsbeginnes,
11. Genuine Epilepsie, die nur wesentlich zu bessern, aber nicht endgültig zu heilen ist,
12. Gutartige und bösartige Geschwülste siehe besonderes Kapitel.

2. Ergänzende Methoden

Winkler selbst erprobte seine Methode von Anfang an unter Ausschluß aller anderen physikalischen oder medikamentösen, damals bekannten Maßnahmen. Zu Beginn war er das der Sauberkeit des oft genug waghalsigen Experimentes schuldig und hat dadurch unruhige und schlaflose Nächte gehabt, wie jeder Therapeut, der ohne Rückendeckung unter eigener Verantwortung neue Wege geht. Es waren anfangs nur „therapieresistente" oder desolate Fälle für einen Versuch bei dem unbekannten Outsider zu gewinnen, die bereit waren, sich einer Heilmethode ohne Einsatz von Medikamenten anzuvertrauen, denen sie sowieso abgeschworen hatten. In jahrzehntelangen Erfahrungen hat sich eindrucksvoll bewiesen, daß jede zusätzliche Maßnahme, die zur Beschleunigung der Gesundung oder zur Erleichterung der Beschwerden angefügt wurde, Störung und Verzögerung im Heilungsverlauf veranlaßte. Sie könnte nur wohltuend wirken, wenn der vom Therapeuten gewählte Zeitpunkt und Effekt sich mit den Umschaltungen, die der Organismus selber zielsicher plant, ungefähr decken würde. Aber selbst dann müßten belastende Nebenwirkungen in Kauf genommen werden, die jede Verordnung bei ihrer Passage zum Krankheitsort an den Stellen auslöst, auf die sie nicht gezielt wurde. Sie werden um so geringer sein, je geringer die Dosis gewählt wurde. In unserer Zeit des Überflusses an Medikamenten neigen Arzt und Patient zu überhöhten Dosen, so daß selbst angeblich „harmlose" Vitaminpräparate häufig unerwünschte Veränderungen verursachen. Auch sind hochwirksame chemische Stoffe zwecks Konservierung in ihnen nicht zu vermeiden, die beim Allergiker sichtbar unangenehme, bei robusten Menschen unmerkliche Nebenwirkungen entfalten. Sie erübrigen sich, weil die unter unserer Kur fortschreitende Selbstreinigung des Darmes die Resorption der Vitamine aus der Nahrung sowie die aktive Produktion wirksamer Feinstoffe garantiert.

Besonders gewarnt werden muß vor Eingriffen in den Hormonhaushalt. Diese Präparate stören weniger durch ihre Nebenwirkungen als durch ihre Tiefenwirkungen, speziell auf die humorale und nervale Steuerung. Die individuelle Reaktionsweise des Patienten ist aber gerade der Drehpunkt, an dem die *Syma* ungehindert angreifen muß. Jedes isolierte, von außen zugefügte tierische oder synthetisch hergestellte Hormon in wirksamer Dosis veranlaßt Dämpfung der entsprechenden Eigenproduktion. Die langfristige Verabreichung von Kortikosteroiden hat im Massenexperiment seit nun etwa 25 Jahren demonstriert, daß sie zur Nebennierenatrophie führt, mit all den bekannten, nach gewisser Dauer irreparablen Schädigungen. Außerdem verursachen solche Gaben bei unelastischer Verordnung Umschaltungen im ganzen innersekretorischen Funktionskreis, die nicht einkalkuliert waren. Sie müssen darum, selbst bei vorherigem Dauergebrauch, von der ersten Behandlung an abgebaut und baldmöglichst abgesetzt werden (Kontraindikationen, S. 79 Punkt 6).

Anders zu beurteilen ist die Wirksamkeit von drüsenanregenden Pflanzen auf dem Wege der Einverleibung *per os*. Nach den Forschungen Dr. med. Riedwegs haben sich Phytohormonkomplexe herstellen lassen, die günstige Wirkung auf das Störungsbild einer primären oder sekundären Nebennieren- oder Hypophysen-Insuffizienz ausüben — bei entsprechend ausdauernder Beimengung zur Nahrung. (Herstellung von Phytocortal und Phytohypophyson C durch die Firma Steierl,

München-Pasing.) Hier handelt es sich um ein Angebot, das der Organismus im Mangelfalle benützen wird, im Absättigungsfalle ungenutzt abgehen lassen kann. Patienten mit irreparablem Untergang eigener Hormondrüsen sind für die Winkler-Kur ungeeignet, während sie sich mit Ersatzpräparaten jahrelang ohne lästige Kurvorschriften in befriedigendem Gleichgewicht erhalten können.

Zeitlich begrenzbare Ausfälle vermag der Organismus durch Umschaltungen in ausreichendem Maße selbst zu überbrücken und würde diese Fähigkeit verlieren, wenn man sie nicht zum Zuge kommen läßt. Einige Beschwerden bei Engpässen und in Übergangszeiten müssen unsere Patienten beim Rückweg in die Gesundheit allerdings in Kauf nehmen. Dafür verlieren die physiologischen Krisenzeiten der Pubertät, des Klimakteriums und der Wochenbetten ihre Schrecken und ein beschwerdefreies Alter wird der Lohn für die Abstinenz von künstlichen Anregungs- und Dämpfungsmitteln sein.

Naturheil- und homöopathische Mittel

Die klassischen homöopathischen Medikamente von D_6 an aufwärts verursachen keine Störung der Absichten der *inneren Steuerung*. Sie wirken hilfreich, wenn vom Könner entsprechend gewählt und bleiben wirkungslos bei unzweckmäßigem Einsatz. Zur Schmerzstillung, Schlafbegünstigung, vegetativen Beruhigung und zur Erleichterung heftiger Reaktionen können sie herangezogen werden, namentlich wenn der vorgeplante Einsatz einer *Syma* aus äußeren Umständen nicht getätigt werden kann.

Winkler kannte sie nicht und kam ohne sie aus. Kräutertees und Pflanzensäfte aber verbot er, soweit sie einen abgrenzbaren Wirkungsbereich haben. Sein eindrucksvollstes, diesbezügliches Erlebnis war die Gefährdung einer Diphtherie-Heilung durch Gurgelungen mit Kamillentee. Während einer Epidemie, bei der auch seine eigene Tochter erkrankte, behandelte er zwei Kinder in einer befreundeten Familie, die trotz Serumbehandlung in einen gefährdeten Zustand geraten waren. Bis zur vierten Behandlung waren die Beläge verschwunden und Erholung begann. Am übernächsten Tag kam ein Anruf der geängstigten Mutter, daß Beläge und Schwäche zurückgekehrt wären. Genaue Prüfung ergab, als einzige nicht von ihm verordnete Maßnahme: Gurgelungen mit Kamillentee. Um diese harmlose Eigenmächtigkeit nicht voreilig zu rügen, ließ er sofort seine eigene Tochter mehrmals damit gurgeln. Auch bei ihr kamen Beläge und Schwäche wieder zurück. Die adstringierende Wirkung der Kamille verhinderte offensichtlich eine vollkommene Abstoßung der Beläge und Ausleitung der Toxine, die nach Unterlassung wieder voll einsetzte und zur Heilung führte. Hier zeigt sich erneut eine Parallele zur klassischen Homöopathie, bei der Kräutermittel in jeder Anwendungsform wegen Störung der Selbstregulation verboten sind.

Hilfe bei der Sauerstoffabsättigung

Die Sauerstoffaufnahmefähigkeit des Menschen ist variabel (Kapitel „Atmung“). Seine Widerstandskraft gegen Infektionen, Arbeitsüberlastungen und Stoffwechselfehler hängt aber wesentlich vom Grade der Sauerstoffanreicherung seiner Gewebe ab. Man kann wohl behaupten, daß die Stillung des Sauerstoffhungers wichtiger ist, als die Ernährung. Leider tut dieser Mangel nicht so weh wie der Hunger im Magen und wird darum von Ärzten und Patienten erst notiert, wenn eindrucksvolle Krankheitssymptome ihn offenbaren. Die Mehrzahl der Winkler-Patienten gelangt im ersten Vierteljahr der Kur bereits durch das Ineinandergreifen von *Syma,* Atmung und Kurvorschriften auf ein Niveau der Sauerstoffabsättigung, das zur Heilung der vorliegenden Krankheitszustände ausreicht und die erforderlichen beruflichen Leistungen ermöglicht. Wir verfügen über viele Patienten, die 10, 20 und 30 Jahre keinen Tag mehr mit der Arbeit ausgesetzt haben.

Wenn aber im ersten Kurjahr durch ungünstige Umstände (mangelhafte Lüftungsmöglichkeit, Körperbehinderung, unvermeidbar überhitzte Räume, usw.) die Absättigung der Gewebe mit Sauerstoff nicht schnell genug gelingen kann, so darf durch Inhalation eines ceriumhaltigen Inhalates dieser Mangel aufgeholt werden. Cerium ist ein Katalysator für Sauerstoff, bei dessen Anwesenheit im Blut die Anreicherung der Gewebe um das mehrfache gesteigert wird. Bei Winkler-Patienten dürfen nur Inhalate verwendet werden, die keinerlei medikamentöse Beimengungen enthalten. Als solches hat sich das *Ceromarin* der Firma Steffens, Hamburg-Wandsbek, bewährt, die *Ceromarin* in einer mit Meersalz gepufferten Lösung als Inhalat und in Tablettenform herstellt. Da die Salze unseres Blutes im Aschengehalt denen des Meeres kongruent sind, gelangt durch diese Zusatztherapie kein fremder Wirkstoff in den Organismus. Seine Oxydationsprozesse aber können in Ernstfällen dadurch vervielfacht werden (Herzkrankheiten, Lungenkrankheiten, berufliche Schäden durch Sauerstoffmangel, obliterierende Gefäßerkrankungen usw.). Als unvereinbar mit der Winkler-Kur haben sich Versuche mit Einatmung reinen Sauerstoffs erwiesen. Unsere Lungen- und Körpergewebe sind eingestellt auf das Gemenge der Luft, wie es sich in der von uns bewohnten Schicht dicht über der Erdoberfläche herangebildet hat. Die Einatmung reinen Sauerstoffes, wie er für Atemfaule und Vielesser vor einiger Zeit propagiert wurde, hat zu bedrohlicher Atemnot bei Winkler-Patienten geführt — vermutlich durch Blockierung der Atemfermente. Sie kann nur in klinischer Anwendung ihren lebensrettenden Nutzen entfalten.

In Fällen einer traumatischen plötzlichen oder langsam durch Zirkulationsbehinderung eintretenden Abschnürung peripherer Regionen von der zentralen Blutverteilung hat sich die Aplikation der Atemfermentsalben nach Dr. Zajecek bewährt. Sie enthalten Oxydasen und Atemfermente aus frischen Tierdrüsen ohne chemische Konservierungsmittel, die ihre Wirkung zerstören würden. Da sie rasch verweslich sind, müssen sie baldigst *per inunctionem* den notleidenden Gefäßgebieten „einverleibt" werden. Ihre unmittelbar krampflösende, gefäßerweiternde Wirkung kann bei diesen sehr schmerzhaften Zuständen den Einsatz betäubender Medikamente ersparen.

Diätfrage

Die in vorliegendem Buch angeführten Beispiele sind ohne Diätvorschriften zu ihren Erfolgen gekommen. Der gesundende Organismus äußert seine Bedürfnisse im Hungergefühl oder in speziellen „Appetiten", deren Befriedigung dem Winkler-Patienten freisteht, soweit er nicht durch modebedingte Lektüre oder umgebungsbedingte Einseitigkeit zu unbekömmlicher Auswahl oder belastender Dosierung verleitet wird. Winkler lehnte strenge Vegetarier ab, da er zu seiner Zeit diese Ernährungsform für eine Mangelkost hielt, die in der Zeit des beschleunigten Auf- und Umbaues aller Zellen im ersten Vierteljahr der Kur nicht genügen könnte. Für unsere Generation ist die jetzt übliche Bundesbürgerkost mit ihrem hohen Anteil an gesättigten Fettsäuren durch Fleisch und Fett von Masttieren und ihrem fünffach überhöhtem Zuckerkonsum nach Ansicht bedeutender Ernährungsforscher die Hauptursache der verfrühten Arteriosklerose mit den bekannten Folgezuständen von Myokardinfarkten, Apoplexien und peripheren obliterierenden Gefäßerkrankungen geworden. Die Verkümmerung der Atmung durch den Bewegungsstopp des Maschinenzeitalters und die Verunreinigung der Atemluft durch die darausfolgenden Beimengungen erschweren die Sauerstoffbefriedigung der durch die *Syma* stimulierten Gewebe in einem solchen Maße, daß wir Nachfolger die Ausmerzung der gröbsten Ernährungsfehler mit in den Kurplan einschalten müssen.

Eine Regulierung der Darmtätigkeit durch Laxantien muß auf jeden Fall unterbleiben, auch wenn vier bis fünf Tage kein Stuhlgang erfolgte. Bei quälenden Hämorrhoiden kann durch ein Klystier mit Seifenwasser Erleichterung gebracht werden, das sich in der zweiten Woche bereits erübrigen wird. Ein größeres Problem ist die Zerstörung der physiologischen Darmflora, der sich kaum ein Mensch entziehen kann, der an der Zivilisationskost teilnehmen muß. Die Denaturierung der Lebensmittel in Verbindung mit dem Einsatz antibiotischer Medikamente bei den banalsten Infekten hat die Reaktionsweise des Darmes zur Ungunst verschoben, so daß nicht nur Verdauungsstörungen überhand nehmen, sondern der Darm selber in chronischen Krankheitszuständen sich als der „Fokus" hat erweisen lassen (Prof. A. Nissle, „Die Sanierung der Darmflora als Kausaltherapeutisches Prinzip", *Ars Medici*, H. 2, 1958). So erklärt sich unsere Erfahrung, daß die Mehrzahl der Patienten während des ersten Vierteljahres, aber auch später, nach jeder Behandlung belästigende Blähkoliken mit ungewöhnlichem Foetor erleiden. Der latente Fokus meldet sich so lange, bis seine Irritation auf den Organismus unterschwellig geworden ist. Dieser Vorgang kann durch *Darmsanierung* in Gestalt von Zufuhr der ausgerotteten physiologischen Bakterienstämme unterstützt werden, da diesbezügliche Präparate keine unerwünschten Nebenwirkungen für den Wirtsorganismus haben (Viscolacticum Dr. Kuhl, Mutaflor, Omniflora, Symbioflor I und II, Hylaktropfen, Acidophiles Zyma., Wobe-Mugos (dünndarmlösliche Dragées).

Neuraltherapeutische Ergänzung

Jede meisterhaft ausgeführte Akupunktur bedeutet Hilfe in den mannigfachsten Krankheitszuständen — oft eine überraschend schnelle und dauerhafte. Ihre Indikationen decken sich nahezu mit denen der Winkler-Kur. Da sie bei Fehlansätzen wirkungslos bleibt, kann sie bei unseren Patienten, die das erste Vierteljahr ausschließlicher *Syma*wirkung absolviert haben, ausgeführt werden, wenn dadurch die Einnahme symptomatisch wirkender Medikamente bei kritischen Anfällen erspart werden kann. Jeder Akupunkteur weiß, daß auf einen Nervenreiz erst eine durch Erfahrung gesicherte Nachwirkungszeit verstreichen muß, ehe ein neuer Reiz folgen darf. So wird er unseren Wunsch anerkennen, Akupunkturen möglichst nicht innerhalb der ersten zehn Tage nach einer *Syma,* sondern erst in der zweiten Hälfte der Behandlungspause einzusetzen. Die Anwendung von Moxen jedoch, die jedem Akupunkteur zur Verstärkung der beabsichtigten Wirkung geläufig ist, muß beim Winkler-Patienten unterbleiben. Sie hinterlassen winzige Narben auf der Haut (Scharfbillig, „Moxen", E. H. K., H. 7, 1964), die gegebenenfalls als ein Störungsfeld wirken könnten, das der Organismus nicht vergessen kann (Speransky, Huneke, v. Roques). Unvermeidbare Narben setzt uns das Leben so oft, daß wir bis zum äußersten versuchen müssen, sie auf dem Wege unserer ordnenden Therapie zu vermeiden.

Bestrahlungen

Bei Implantation von Niehans-Zellen hat sich auf dem Wege reiner Erfahrung gezeigt, daß ihre Wirkung durch jede Art von Bestrahlung, auch durch eine rein diagnostische mit Röntgenstrahlen, an der sie zufällig teilnehmen müssen, angehalten wird. Die früheste, nachweisbare Strahlenschädigung der Zellen in parenchymatösen Organen besteht in einer Anschwellung des Zellkernes, weiterhin in trüber Schwellung oder tropfiger Entmischung des Zytoplasmas. Als Folgeerscheinungen entdeckte man temporären Mitosestop oder Mitoseverzögerung. Strahlenbiologisch ist bekannt, daß Gewebe mit hoher Zellbildungsrate auch eine hohe Strahlenempfindlichkeit aufweisen (z. B. lymphatisches, myeloisches und erytropoetisches Gewebe, Epithel von Magen-Darmtrakt). Die Mitochondrien von Pankreaszellen und Keimzellen erwiesen sich als besonders empfindlich.

Der Winkler-Patient, der die Kur nur bei ernstlichen Schäden in den erwähnten Organfunktionskreisen zu beginnen pflegt, muß sich also von der ersten Behandlung an allen Strahleneinwirkungen entziehen. Auch starke Sonnenbestrahlungen sind wegen der photochemischen, wie auch der kreislaufstörenden Folgen (Verblutung in die Peripherie) zu unterlassen. Aus diagnostischen Gründen unvermeidbare Röntgenaufnahmen müssen vor der ersten Behandlung gemacht werden und sollten zur Kontrolle erst nach einem Jahr wiederholt werden.

Gefäßdarstellungen und Enzephalographien erübrigen sich, da eine präzise Lokalisation in der Peripherie auf Ansatz und Dosierung einer zentral angreifenden Therapie keinen Einfluß hat. Ausfälle im Leistungsbereich, Blutbilder, Temperaturkurven und Testbefunde geben bei einiger Erfahrung genügend Hinweise für unseren Behandlungsplan, bei dem auch die subjektiven Empfindungen des Patienten gebührend berücksichtigt werden müssen.

Nicht zu vergessen ist die Urarznei — der Mensch (Paracelsus). Alle positiv wirkenden heranlassen — alle negativ wirkenden rigoros fernhalten — besonders im Beginn der Winkler-Kur, da der Patient auch auf diese „Arznei" mit übertriebenen Ausschlägen reagiert.

IV. Beispiele aus verschiedenen Krankheitsgruppen

1. Beeinflussung der Konstitution im Alter und in der Jugend

Wir sind unausweichlich eingespannt in eine Umwelt, die die Lebensäußerungen des einzelnen einengt und dystonische Deformierungen im Menschen erzwingt.

Alter und *Kindheit* stehen in enger Beziehung zueinander, darum sollen sie auch hier aneinandergereiht werden; denn der alternde Mensch, belastet mit den Krankheitsresten, Abnutzungen und Verletzungen seiner mittleren Jahre, greift nach den tragenden Pfeilern seiner Kindheit, um sich darauf zu stützen. Er wird dort mehr Hilfe finden, als er zu hoffen wagte, wenn die Behüter seiner Kindheit nur ungefähr ihrer Aufgabe gerecht wurden — wenn sie nur weiter nichts taten, als Schaden fern zu halten und nichts zu verderben durch Gewalteinwirkung.

Die Störung der animalen Vorgänge und die Überkreuzungen der naturgegebenen Rhythmen können wir nicht ändern, aber den Menschen in seiner Reaktions- und Anpassungsfähigkeit müssen wird stärken und im Fehlfalle korrigieren, damit er nicht ständig aufs neue zu entgleisen droht. Die Unzahl der Reiz-, Weck- und Anpeitschmittel — sie mögen an den Zentren oder an den Zügeln des vegetativen Systems angreifen — werden jetzt auch von klinischer Seite nicht mehr als ausreichende Hilfe angesehen (Hochrein und Schleicher, *M. M. W.*, Heft 51/1959).

Bei jedem Medikament mit sofortiger symptomatischer Wirkung ist die Konstitution der große unbekannte Faktor, der durch Überraschungen und Hindernisse den Erfolg wohlerprobter Verordnungen oft genug verhindert. Auch die Aufstellung fest umrissener Konstitutionstypen kann daran nur wenig ändern, denn die anschaulich beschriebenen Typen, ob nach somatischen oder psychischen Merkmalen eingeteilt, sind in der Wirklichkeit des ärztlichen Alltags unter der Fülle der Mischtypen nur selten zu erkennen. Mit Aschner (*Krise der Medizin,* 1934) versteht man heute unter Konstitutionstherapie eine tiefgreifende Beeinflussung der Grundeigenschaften und Reaktionsweisen des Organismus. Sie zielt nicht nur auf die Beseitigung unerwünschter Krankheitssymptome, sondern ihr Prüfstein ist die Bewahrung der Intaktheit, oder – im Erkrankungsfalle – eine nachfolgende *restitutio ad integrum.* „Sie kann nur zustande kommen, wenn der Körper ganz allgemein gerüstet ist, den äußerst vielfältig gekoppelten Abwehrmechanismus so ablaufen zu lassen, daß die Noxe unschädlich gemacht, abgebaut und — wenn möglich — ausgeschieden wird. Nach ihrer völligen Beseitigung bewahrt der Körper die potentielle Eigenschaft, dieselbe Noxe in Schach zu halten, sobald er erneut von ihr befallen wird. Dieses steigerungsfähige bzw. wiedererweckbare Vermögen des Organismus bildet die Grundlage für seine Widerstandkraft." (Hoff, *Therapiekongreß* 1959.)

Es wird von vielen Seiten an der Findung einfacher und allgemein brauchbarer Teste für die Beurteilung der Konstitution gearbeitet, so daß sich diese Lücke, die sich besonders dem Neuling beim Erlernen der Ganzheitsmethoden bemerkbar macht, bald schließen wird. Denn das künstlerische Erfassen der Anlage des Patienten und die individuelle Anpassung der Dosierung war bisher die Frucht der Erfahrung im Selbstversuch des Therapeuten und von da weitertastend zum Patienten. Der Wunsch und die Gelegenheit, diesen Weg als selbstverständliche Vorbereitung zu gehen, wurde bisher nur dem angehenden homöopathischen Arzt nahegelegt. Die Winkler-Ärzte haben sich dieser, ihnen ungewohnten Forderung unterzogen und dadurch den Nutzen in bezug auf ihre eigene Konstitution erleben können, wie zwei Selbstberichte deutlich machen sollen. Weitere Behandlungsberichte von Ärzten, die wegen spezieller Krankheitszustände in die Kur eintraten, sind unter den entsprechenden Beispielen angeführt. (Stützgewebe: Dr. med. I. Sch., Herz: Dr. med. E. Sch., Dr. S. Möller, Asthma: Dr. med. K. B., Augen: Dr. med. J. M.)

1. Herr Dr. med. Gerhardt Friese berichtet am 7. 12. 1957 auf Rückfrage:

„Zuerst also, Sie verzeihen, als ‚mein' bester Fall: ich selbst. Insofern gutes Material, als Sie sich ja sicher meiner ersten Kondition erinnern werden. Ich hatte dann ein Jahr später durch Überanstrengung bei verminderten Übungen die Grippepneumonie, deren Rekonvaleszenz ich durch erneute Winkler-Behandlung erheblich abkürzen konnte und mache seitdem etwa fünf bis zehn Übungen täglich, bei einer Doppelvibration alle fünf bis sechs Monate! Pausen keine, nur den regulären Urlaub.

Weitere Krankheiten: schwerer Rückenkarbunkel, ein Jahr nach der Lungenentzündung, durch den abermals für einige Wochen die Übungen unterbrochen wurden. Seitdem völlig gesund, wenn ich von einem Nierenstein im vergangenen Jahr absehe. Die Hauptsache ist die eindeutige, allgemeine Verjüngung, die besonders den Kollegen in die Augen springt, die mich kurz vor meiner ersten Kur bei Ihnen zum letzten Male sahen. Während sich zwei von ihnen zu asthmatischen Fettsäcken entwickelt hatten (einer von ihnen bereits mit einer ausgeprägten Koronarinsuffizienz) staunte jeder über mein frisches, jugendliches Aussehen. Natürlich kommt das daher, daß ich heute gut 20 kg weniger wiege, aber zu der hierfür nötigen Dauerdisziplin im Essen gehört nun einmal das Gesamttraining, auch psychisch, das auf jedem Gebiet vor dem Verschlampen schützt. Ich habe mich oft gefragt, ob nicht allein eine energische Entfettungskur für mich auch genügt hätte, sehe ich doch immer wieder Patienten, z. B. von einer Kneipp-Kur allein schon durch den Gewichtsverlust, belebt und verjüngt wiederkommen. Aber sie versagen schon nach kurzer Zeit und fressen wieder. Das wunderbare an der Winkler-Kur ist, daß sie den Menschen immer in Schwung hält, daraus allein resultieren die Willensleistungen, ohne die es nun mal nicht geht, wenn man sich jung erhalten will. So kann ich die Kur damals im Winter 1953 ohne jedes Pathos als d e n Wendepunkt meines Lebens bezeichnen."

2. *Bericht des Arztes Dr. St. in Oldenburg an Dr. Möller* (Auszug aus dem Hippokrates, Nr. 38, 1942):

„Da ich nicht mehr praktiziere, kann ich Ihnen nur noch über mich und meine Frau berichten. Wir sind jetzt 78 und 67 Jahre alt und erfreuen uns besten Wohlergehens. Die Winkler-Behandlung machen wir uns gegenseitig vier- bis sechsmal im Jahr. Ich fühle mich dabei von Jahr zu Jahr jünger statt älter. Meine Frau ist von einer staunenswerten Leistungsfähigkeit und Spannkraft. Ihre Gallensteinkoliken, gegen die sich alle angewandten Mittel erfolglos erwiesen, sind seit sieben Jahren völlig verschwunden, nachdem im letzten Jahr der Winkler-Behandlung noch etwa 50 ganz leichte Anfälle aufgetreten waren (also vermutlich 50 durch die Kur verkleinerte, zum Teil wieder gelöste Steine abgegangen waren.“

Erneuter Bericht nach weiteren sechs Jahren:

„Ich lebe noch und zwar sehr vergnügt! Vor 16 Jahren, als im Krankenhaus Myokarditis und Koronarsklerose festgestellt wurden, und jeder zweite bis vierte Pulsschlag aussetzte, hatte ich eine welke Haut, tiefe Falten auf der Stirn, Wassersäcke unter den Augen und Ödeme an den Beinen. Aber jetzt im Alter von 84 Jahren fühle ich mich körperlich und geistig völlig gesund und kann stundenlange Spaziergänge machen. Mein Aussehen ist jugendfrisch und meine Gesichtshaut straff und ohne Stirnfalten. Ich beschäftige mich noch schriftstellerisch. Bei meiner Frau sind seit 13 Jahren Gallensteinanfälle nicht mehr aufgetreten. Das sind harte Tatsachen, die beweisen, daß die Winkler-Kur einen mächtigen Einfluß auf den Organismus ausübt.“

Dieser Bericht leitet über zu einer Gruppe von Beispielen, deren Auswahl schwer fiel, denn wir verfügen über eine große Anzahl von Patienten, die 25 bis 30 Jahre lückenlos in der Kur blieben, keinen anderen Arzt mehr in Anspruch nahmen und kein Medikament gebrauchten, während ein anderer Teil sie weglegt wie ein überflüssiges Korsett, wenn die markantesten Beschwerden verschwunden sind.
Fortschritte und Besserungen, vor allem aber der Zustand der Gesundheit ist viel schwerer nachzuweisen, als Fehlfunktionen und Krankheiten. Wer Prophylaxe treiben will, muß sich aber für die Unterstützungsmöglichkeiten und Äußerungen der Gesundheit interessieren, die keineswegs nur in der Abwesenheit von Krankheiten besteht.

Das physiologische Altern muß nicht mit Krankwerden verbunden sein. Die folgenden Beispiele berichten über Patienten, die in mittleren Jahren durch erhebliche chronische Krankheitszustände so beeinträchtigt waren, daß sie mit einer ungünstigen Altersprognose rechnen mußten. Das Erlebnis eines rüstigen Alters erschien ihnen unerwartet wie ein Geschenk, bis sie einsahen, daß es zum großen Teil die Belohnung ihrer eigenen Mitarbeit war.

Daß der Organismus noch im hohen Alter auf vegetative Stimulation hin eine Verbesserung der Beweglichkeit, sogar der Kniegelenke, die der Abnutzung am ehesten zu verfallen pflegen, ohne Cortison zu organisieren vermag, zeigen zwei Berichte:

1. Bericht von Dr. med. Ueberla am 2. 4. 1956:

Sehr schön war der Erfolg bei meiner Schwiegermutter, welche im Mai 85 Jahre alt wird. Sie litt 1953 an einer Arthritis im rechten Kniegelenk und hatte wegen der Schmerzen und der Gehbehinderung fast keine Freude mehr am Leben. Nach acht Behandlungen war die Gehfähigkeit schon wesentlich besser und ihr Zustand ist derzeit so, daß sich alle wundern, wie schnell und ausdauernd eine Frau in diesen Jahren noch gehen kann.

2. Berta S., 84 Jahre (Arztgattin in Buenos Aires):

Patientin hat einen kleinen, übergewichtigen Körper und sehr regen Geist. Die Hände sind gichtisch deformiert, aber vollbeweglich, Kniegelenke schwellen seit vier Jahren an, wurden schmerzhaft, knirschen bei jeder Bewegung. Zur Zeit Fortbewegung im Hause nur möglich an zwei Stöcken, mit großen Schmerzen beim Bewegungsbeginn. Treppe seit zwei Jahren nicht mehr gehen können. Auf ausdrücklichen Wunsch des Kollegen wird trotz des vorgeschrittenen Alters die Behandlung begonnen. Die Unbequemlichkeiten der Kur werden ungern in den Tageslauf eingebaut. Der Kampf um Federbett und Federkopfkissen endete erst, als sie am Tage nach der vierten Behandlung die Treppe in ihr oberes Stockwerk zur Inspektion gestiegen war und nun an Fortschritte zu glauben begann. Nach der zehnten Behandlung war sie nahezu schmerzfrei.

Fortsetzung der Kur durch angelernte Hilfskraft. Zwei Jahre später die Nachricht, daß ihr Befinden befriedigend geblieben ist.

Franz F., geb. 1874, Dachdeckermeister

kam wegen Thyreotoxikose im Alter von 63 Jahren zu Dr. Winkler. Schlaflosigkeit, Tachykardien und Schwindelanfälle machten es ihm unmöglich, seinen Beruf weiter auszuüben. Zu der hormonal bedingten Grundumsatzsteigerung kamen chronische Durchfälle, die ihn zu einer Schonkost genötigt hatten, die seinen Kräftezustand bis zur Arbeitsunfähigkeit herabgesetzt hatte. Beruhigungsmittel, Herzmittel, Badekuren und Krankenhausaufenthalte vergeblich versucht. Winkler verlangte Enthaltung von Berufsarbeit noch für ein weiteres halbes Jahr und versprach volle Wiederherstellung. Das Herz beruhigte sich bald. Durch Schlaf und gute Verdauungstätigkeit hob sich das Körpergewicht, Kopfstauungen und Tremor der Hände verschwanden. Bis zum 79. Jahr, in dem er 1953 meinen Fragebogen ausfüllte, hat er keine Krankheit mehr gehabt, keine Medizin mehr eingenommen und sein Geschäft in allen Krisenzeiten noch selbst geführt. Er betonte immer wieder, daß er trotz Abstinenz von Alkohol und Nikotin mehr Lust und Freude an der Arbeit und am Leben gehabt habe, als in den früheren Jahren, in denen neben diesen Genüssen Herzanfälle und Verdauungsbeschwerden ihm das Leben verbitterten. Seine Sinne blieben voll gebrauchsfähig. Im 83. Jahr ohne Krankheit Alterstod.

Nächst den Gelenken sind Bronchitiden, Bronchiektasien und Emphyseme mit den entsprechenden Einengungen des Aktionsradius ab 60. Lebensjahr schon so häufig geworden, daß man vom „physiologischen Altersemphysem" lesen kann, dessen Rückbildung nicht zu erwarten sei.

Herr Dr. Müller-Jürgens berichtet über Heilung eines solchen Falles trotz Kreislaufstörungen, wie sie jeder Winkler-Arzt beobachten kann:

Margarethe C., 71 Jahre

Bronchiektasie und Emphysem. Bronchitis seit Jahrzehnten. Tbc ausgeschlossen. An den Beinen erhebliche Krampfadern. Friert ständig, blutlose kalte Hände, bei jeder kleinen Belastung schwere Kreislaufstörungen, die medikamentös überwunden werden müssen, und Hustenanfälle. Sie benötigt ein Dienstmädchen zur Pflege. Durch die Winkler-Kur mit Abstand von allen Medikamenten beheben sich die Kreislaufstörungen in sechs Wochen, Atemnot und Verschleimung gehen fast völlig zurück, guter Schlaf wird die Regel. Das Emphysem bildet sich zurück. Bei fünf Jahren Nachbeobachtung kein Rückfall in Bronchitis; versieht ihren Haushalt allein.

Der folgende Bericht betrifft eine alte Dame aus meiner Praxis:

Anna B., geb. 1887

Ein und ein halbes Jahr vor Kurbeginn Armbruch mit Sudeckscher Atrophie. Infolge Prolapsus uteri lästiges Harnträufeln. Bei Witterungswechsel Rheumatismus im Rücken und in den Knien. Bronchitis mit Bettlägerigkeit und zunehmender Kraftlosigkeit mehrere Male im Jahr, darum Beginn der Winkler-Kur mit 67 Jahren.

Bis zur zehnten Behandlung (in fünf Wochen) so auffallende Veränderung, daß sie sich und ihren Bekannten „wie ein anderer Mensch vorkommt". Ihr ursprünglich humorvolles Temperament kommt durch. Sie geht gern spazieren, schafft Hausarbeit und verträgt gesunde Vollkost. Luftaufstoßen (früher bis zu 100mal nach einer Mahlzeit) verliert sich, das Harnträufeln ebenso nach einem halben Jahr. Schlaf kurz aber kräftigend. In den folgenden zehn Jahren nicht einen Tag unpäßlich, weder an Bronchitis noch an Migräne. Pflegt den Mann, als er an einer Thrombophlebitis fest liegen muß, hütet nach Bedarf das Enkelkind, das ihr früher „auf die Nerven" ging.

Das Tempo der Entwicklung bei Kindern ist individuell so verschieden, daß wir immer wieder die Eltern, speziell die Mütter, darüber aufklären müssen, daß es vergleichbare Ansprüche oder einen Wettbewerb in der Entwicklung nicht gibt. Wer will bestimmen, was noch „normal" oder schon „krankhaft", was als abzuschnürender Auswuchs anzusehen ist oder was als Knospenanlage in späteren Jahren den tragenden Faktor dieses Menschen ausmachen wird? Es besteht, auf das ganze Leben gesehen, ein genaues Verhältnis zwischen der schnelleren oder langsameren Entwicklung und der kürzeren oder längeren Dauer des Lebens. „Schnellere Reifung zieht immer auch schnellere Destruktion nach sich" (Hufeland). Man hat also keinen Grund, auf die Beschleunigung einer ordnungsgemäßen Entwicklung hinzuwirken, und die Winkler-Methode ist kein Antreibungsmittel für solche Absichten. Vielmehr ist ihr eindrucksvoller und bald sichtbarer Effekt, daß in verhältnismäßig kurzer Zeit Verstimmungen und Verbiegungen, mit Leistungseinschränkung des ganzen Organismus oder einzelner Organe, einreguliert werden.

Schwäche ist noch nicht Krankheit, aber oft schwerer als diese zu erkennen und zu beheben.

Wer von den Gesundgeborenen ist überhaupt noch bei der Einschulung gesund oder gar bei der Schulentlassung? Nicht nur die Auswirkungen zweier Weltkriege mit katastrophalen Nachkriegsjahren, vielmehr noch die Zeiten der Prosperität haben die Konstitution der Menschen, die daran teilnehmen, untergraben. Nach den Berichten der Kinderärzte ist der Zustand latenter Krankheitsbereitsschaft bereits im zarten Säuglingsalter bei einer Vielzahl anzutreffen (Czerny, Klin. *Vorlesungen* 1938). Selbst bei behüteter Kindheit gelangt die Mehrzahl nur in einem Zustand der Scheingesundheit bis über das zehnte Lebensjahr, dann offenbart sich in der unvermeidbaren Belastung durch Größenwachstum und hormonale Prägung die Schwäche der Konstitution. Wirken dann chronische Belastungsfaktoren (familiäre Konfliktsituationen, Intoxikation, Fokus, Nikotin u. a.) oder Krankheiten mit verzögerter Rekonvaleszenz (Tbc, Polio, Rheuma) zusätzlich ein, so kommt es zu vegetativen Fehlregulierungen, die um so schwerer zu beseitigen sind, je länger sie andauern. Handschweiße, Labilität im Stoffwechsel und Blutdruck, spastische Obstipation und Bauchschmerzen, verstärkter Dermographismus und Irritierbarkeit bis zu Ohnmachten sind die ersten Anzeichen von Kreislaufstörungen, die sich sehr schnell von dort her beseitigen ließen, während sie oft als „familiäre Belastung" jahrelang entschuldigt und weitergeschleppt werden. Meist sind es nur die Fehler in der Lebensweise, die weitergegeben werden. Der Kreislauf des Kindes kann den erhöhten Anforderungen der Ernährung der schnellwachsenden Gewebe mit der entsprechenden Stoffwechselleistung, der Blutversorgung aller Organe und der Bedienung der Muskulatur, bei ihrer nahezu ununterbrochenen Betätigung im Tageslauf eines gesunden Kindes, nur entsprechen, wenn die Fähigkeit zur Regulation und Koordination in ausreichendem Maße vorhanden ist. Die Lebensbedingungen unserer Zeit mit ihrer Überforderung der Leistung und Überreizung der Sinnesorgane steigert vorwiegend den Sympathikotonus und gefährdet damit die Ökonomie des Kreislaufes. Wachsen ist eben auch eine Leistung, zu der man dem kindlichen Organismus in Schule und Elternhaus nicht mehr die Zeit läßt — sondern durch Medikamente korrigierend Leistungsschwächen ausmerzen will und damit die Wurzel zu späteren Krankheiten legt. Denn eine angepaßte Dosierung ist wegen der individuellen Schwankungsbreite der Kreislauffaktoren in Pulsfrequenz, Blutdruck und Schlagvolumen — die noch dazu in jedem Jahr dem prägenden Einfluß exogener und endogener Belastungen unterworfen ist — nahezu unmöglich.

Viele Winkler-Patienten bringen ihre heranwachsenden Jugendlichen wegen solcher Störungen in kritischer Zeit an die Kur mit dem für beide Teile wohltuenden Effekt einer relativ reibungslosen Pubertät. Physische und moralische Gesundheit sind so verwebt wie Leib und Seele. Unarten, schlechte Launen und Widersetzlichkeiten, sinnlose Übertreibungen und abwegige geschlechtliche Betätigungen verschwinden bei körperlichem Wohlgefühl durch Kreislaufregulierung und Atemgymnastik, während die Korrektur durch Medikamente, mögen sie noch so „mehrdimensional" ausgewählt sein, nur vorübergehende Symptomfreiheit bringen kann. Die folgenden vier Beispiele berichten über Gesundgeborene und über das hinaus sogar besonders gut veranlagte Kinder, die aus schädigenden, exogenen Ursachen in eine solche Kümmerform mit Versagen allen Lebensaufgaben gegenüber gerieten, daß sie ohne zentralangreifende ärztliche Hilfe nicht berufsfähig geworden wären.

Entwicklungsstörung durch Erschöpfung und mangelnde Pflege

1. Gita W., geb. 5. 6. 1940

Anamnese der ersten Jahre unbekannt. Eltern auf der Flucht umgekommen, das Kind bei Bauersleuten aufgezogen, dort trotz sehr zarten Körperbaues weitgehend zu körperlichen Arbeiten ausgenutzt. Mit 13 Jahren wiedergefunden und von Verwandten nach dem Westen adoptiert. Die Adoptivmutter meldete sie mit 15 Jahren zur Winkler-Behandlung an, weil sie fürchtete, daß das Kind den Winter ohne wesentliche ärztliche Hilfe nicht überstehen würde. Große Mandeln wurden vier Jahre vorher wegen ständiger Infektionen gekappt.

Sie ist mager und klein wie eine Elfjährige, räuspert sich immerfort, hat großes Luftbedürfnis und wird in geschlossenen Räumen oft ohnmächtig. Schlaf schlecht, ermüdet schnell bei Bewegung. Stuhlverstopfung mit Blähkoliken seit sie denken kann. Gemütsstimmung schwer depressiv, zumal sie auf dem Kopfe graue, völlig glanzlose, negerkrause Haare mit kahlen Stellen dazwischen hat, so daß Kinder und Erwachsene sich auf der Straße nach ihr umdrehen.

Geistig ist sie von gutem Verstand mit ausgesprochenem Mutterwitz, leidet aber an *Gehirnverstopfung,* wie die Adoptivmutter (Lehrerin) schriftlich vorbereitend berichtet, d. h. sie vergißt alles Gelernte sofort, kann sich nicht konzentrieren, läßt ihre Sachen überall liegen und schreibt in der Schule nur Fünfen und Sechsen.

Die Augen mit rotem Lidrad tränen ständig. Am Herzen hebender Spitzenstoß, unregelmäßige Schlagfolge. Räuspern und Husten als Symptom der Insuffizienz. Schlechte Haltung durch Schwäche. Größe 153,5 cm, Gewicht 37,5 kg.

Bei den ersten drei Behandlungen schläft sie in der Praxis ein. Nachtschlaf ab erster Behandlung befriedigend, Verdauung ab fünfter Behandlung.

Nach der siebenten Behandlung werden Atemdrüsen-Massagen (Methode Dr. L. Schmitt) angefügt. Bei der obligaten Vorwärmung mit heißen Kompressen markieren sich zwei weiße Bandstreifen rechts und links der Wirbelsäule als Anzeichen von Kapillarspasmen. Der Wärmereiz wurde also paradox beantwortet, ein Zeichen tiefgreifender Störung im Vasomotorennetz. Die zweifelhafte Prognose, die daraus hätte abgeleitet werden können, wurde durch die Kur abgebogen.

Entgegen meinem Rat wird sie von wohlhabenden Verwandten, die ihr ein erhebendes Erlebnis nach der schweren Kindheit bescheren wollten in ein Kinderheim nach Pontresina (1550 m) geschickt. Da sie bei der täglichen Atemgymnastik, die sie dort mit Feuereifer fortsetzt, ohnmächtig wird und Nasenbluten bekommt, müssen die Übungen ganz abgestoppt werden, deren Wirkung durch das Reizklima vervielfältigt wurde. Sie erholte sich dann in gerader Linie.

Ergänzung durch Fragebogen 3 Jahre später:

Größe jetzt 1,65 m, Gewicht 51 kg. Menstruation mit $15^1/_2$ Jahren ohne Beschwerden. Schlaf gut, Stuhlgang immer spontan. Schulleistungen gut. Unter der Rubrik

Besonderheiten schreibt sie: „Nach der Winkler-Kur bekam ich Warzen. Nicht nur an den Händen, auch im Gesicht und an den Füßen. Dort so zahlreich, daß ich kaum noch gehen konnte. In drei Jahren hatte ich über 70 Warzen, aber jetzt sind sie wieder weg." Schulabschluß mit Abitur. Immer gesund geblieben, gutes Gedächtnis, studiert Medizin.

Entwicklungsstörung und Hilus-Tbc

2. Hans-Jürgen St., 16 Jahre

(Ein Schulfall für viele ähnlich gelagerte Fälle!)

Als Kleinkind häufig Anginen, Masern und Mumps. Beim Laufen Stiche am Herzen. In der Schule ständig Kopfschmerzen. Magenbeschwerden, oft so stark, daß er nach Hause geschickt wird. Die Schulleistung bleibt trotz guter Intelligenz ungenügend. Er ist seit drei Jahren nicht mehr gewachsen und macht mit 16 Jahren den Eindruck eines Zwölfjährigen. Rö-Diagnose vor Behandlungsbeginn: „Abgelaufene Primärkomplex-Tbc und verkalkte intrathorakale Lymphknoten". Da er die Atemübungen mit Eifer erlernt, erweitert sich der Brustumfang schon bis zur zehnten Behandlung um 5 cm. Großer Appetit beginnt nach der dritten Behandlung, Schlaftsucht tritt für drei Wochen trotz guten Nachtschlafes auch am Tage auf. Die Kopfschmerzen, zunächst verstärkt, verschwinden dann rückfallfrei, ebenso die Magenschmerzen.

Bei den Atemübungen und bei jeder anderen Anstrengung paukender Herzschlag und Atemnot noch bis zur zehnten Behandlung.

Bei Nachuntersuchung nach einem Jahr, in dem er 19 Winkler-Behandlungen erhielt und getreu die Vorschriften einhielt, ist er beschwerdefrei, macht Dauerlauf mit, radelt und schwimmt. Er ist im letzten halben Jahr 7 cm gewachsen und hat 3,5 kg zugenommen. Einzige Ergänzungstherapie: Kalk und Tbc-Vaccine in homöopathischen Dosen.

Entwicklungsstörung mit endogener Depression

3. Hiltraud M., geb. 1939

Dauernd erkältet, trotz Abhärtung durch Schwimmen und Reiten. Kraftlose Haltung, pastöse Gesichtszüge. Häufig langanhaltende Kopfschmerzen. Mit 13 Jahren Menstruation o. B. Unreine Haut und übelriechende Schweiße. Herzmuskelschwäche. Seit 13. Jahr schwere Melancholie, wird am Tage von Schlafsucht befallen und läßt in der Schule nach.

Beginn der Winkler-Kur mit 14 Jahren:

Größe 1,62 m. Gewicht 60 kg. RR 90/60, klappender Pulmonalton. Typisches Eierstocksfett auf den Oberschenkeln, Hände und Füße blaurot. Sie bekommt in vier Wochen neun Winkler-Behandlungen und sechs Atemdrüsenmassagen. Die Akne im Gesicht ist verschwunden, sie hat frische Farben und Bewegungsfreudigkeit. — Sechs Wochen nach Rückkehr in das Internat schreibt sie: „Ich bin gesund und fühle mich wohl. Die Atemübungen kann ich immer machen, das Liegen am Nachmittag ist nicht einzurichten. Beim Frühsport, da es sehr kalt geworden ist, gehen alle anderen zitternd und schnatternd herum, aber ich friere nicht. Auch das Lernen fällt mir leichter." Abschlußexamen mit „gut" bestanden.

Entwicklungsstörung mit Magen-Darmstörung

4. Heidi V., geb. 1940

Als Kind gesund. Mit 13 Jahren Mandeln entfernt. Halsdrüsen-Abszeß fistelte lange Zeit. Durch Scheidung der Eltern seelische Schockwirkung und körperlicher Verfall. Ständige Gewichtsabnahme, schwere Obstipation. Durch Blutstuhl Magengeschwür entdeckt (Vater 20 Jahre lang Magengeschwüre), Sechs Wochen Bettruhe und Diät. Nach Rückkehr in die Schule Rückfall, weitere Gewichtsabnahme, appetitlos und matt, lernunfähig, Rückversetzung. Nie Durst, nie Hunger, Schlafstörung.

Behandlungsbeginn mit 15 Jahren

Größe 1,68 m. Gewicht 43 kg. Hände und Füße tiefblau nach jeder Behandlung. Bis zur fünften Behandlung immer müde, ungenügende Atemübung, Appetitlosigkeit. Stuhl setzt fünf Tage aus, dann spontan jeden zweiten Tag. Schlaf gebessert. Ab achter Behandlung beginnt ein ihr völlig unbekannter Hunger. Sie wird zu gutem Kauen ermahnt und darf ohne Diätvorschrift nach Gelüsten essen. Nach zwei Monaten wiegt sie bereits 46 kg, nach weiteren 16 Tagen 48,5 kg. Alte Frostbeulen jucken und brechen auf. Stuhlgang ausreichend, Schlaf viel und gut. — Nach der 15. Winkler-Behandlung (in vier Monaten) wiegt sie 50 kg, hat eine beschwerdefreie Menstruation gehabt und sieht blühend aus. Da sie in einem Internat die Schule besuchen soll, wird mit Behandlung aufgehört. Rückfallfrei bis zum Abitur beobachtet.

Anzahl der Winkler-Behandlungen:

1954 ab. 1. XI.	10	1957	7	1960	6
1955	11	1958	6	1961	5
1956	8	1959	6	1964	5

Die Winkler-Kur mit ihren drei gleich wichtigen Teilen: Anregung des Blutkreislaufes, Steigerung der Atmung und den Kurvorschriften, die die Absättigung der Gewebe mit Sauerstoff garantieren sollen, nötigt den Menschen förmlich hinein in einen *Circulus benignus,* der der Abnutzung entgegenwirkt. Sie wird darum von vielen Patienten freiwillig weitergeführt, bis der natürliche Alterstod, der jetzt an 9. Stelle der Todesstatistik rangiert, ihr Ende — oder, wenn man so sagen darf, ihre Krönung — darstellt.

2. Vegetative Dystonie

Nach den im allgemeinen Teil aufgezeigten Aufgaben und Wirkungsmechanismen des vegetativen Systems dürfte anzunehmen sein, daß die Winkler-Methode in der Behandlung der Krankheitszustände — besser gesagt der *Symptomenkomplexe* der vegetativen Dystonie ihre Bedeutung am klarsten erweisen müßte. Früher überwies man uns diese Patienten mit Achselzucken, da objektive Befunde mit den damaligen diagnostischen Methoden, trotz offensichtlicher Leistungsunfähigkeit nicht zu erheben waren. Wiesen wir solchen Patienten ab, wenn er nicht ernsthaft bereit war, die Bedingungen unserer Kur zu erfüllen, so wurde er in vielen Fällen einige Monate später invalidisiert. Stellten wir seine Arbeitsfähigkeit wieder her, so hieß es „es hätte ihm ja auch gar nichts gefehlt — es mußte nur eine energische Suggestion dem ewigen Unbehagen ein Ende bereiten!" Warum gab man sie nicht? Inzwischen hat diese Diagnose sich einen bedeutenden Platz auch im klinischen Sektor erworben. Hoff (Wien) teilte schon 1953 auf dem Internisten-Kongreß mit, daß mehr als ein Fünftel aller Fälle, die die interne oder neurologische Ambulanz eines großen Krankenhauses aufnimmt, die Diagnose „vegetative Dystonie" erhalten. Ramminger fand unter 100 Kindern nur 14 in ausgeglichener, vegetativer Gleichgewichtslage. Harald M. Kunze (*Hippokrates*, H. 2, 1956) fand in einem großen Fabrikbetrieb von 7000 Menschen bei Reihenuntersuchungen bei etwa 45—50 % die typischen Erscheinungen der vegetativen Dystonie, wobei die nicht objektivierbaren Beschwerden wie Appetitmangel, Obstipation, Periodenstörungen usw. nicht berücksichtigt sind. Im allgemeinen haben alle, die an unsere relativ unbekannte Kur streben, schon Psychotherapie, Schockbehandlungen und das unbegrenzte Register der Medikamente für vegetative Störungen absolviert. Echte Neuropathen und Psychopathen müssen wir zu erkennen versuchen und ablehnen. Da sie der Heilung im Innern widerstreben, sind sie nicht zur eigenen Mitarbeit zu bringen, machen uns aber die große Mühe der Einschulung.

Ein Fokus sollte auf jeden Fall, wenn vor Behandlungsbeginn erkennbar, bereinigt werden, wenn das ohne verstümmelnde Eingriffe zu erreichen ist. Wenn nicht, so warte man, bis sich ihre Unvermeidbarkeit während der Kur klar herausstellt. Auch die Winkler-Methode bleibt erfolglos, wenn ein oder mehrere Foki die vegetative Tonuslage unaufhörlich irritieren.

Lang dauernde Überlastungen des vegetativen Systems, ob von Innen oder Außen her eintreffend, führen zu Spannungs- und Krampfzuständen der Vasomotoren, die sich vornehmlich an den Orten erhöhter Empfindlichkeit gegenüber Sauerstoffmangel (Herz, Gefäßapparat und Gehirn) bemerkbar machen werden (*first blow*). Nach Fleckfieber, Diphtherie, Scharlach und rheumatischen Leiden, auch nach Grippe, wenn man nicht jede banale Erkältung so bezeichnet, kann die toxische Schädigung des Thalamus eine vegetative Dystonie einleiten, unterstützt durch den damit verbundenen oft langwierigen Arznei-Abusus. Seelische Traumen, die nicht vollüberwunden wurden, können dieselben Störungen der Tonuslage einleiten.

Auffällig oft hören wir in der Anamnese von einer Gehirnerschütterung, einem Sonnenstich, einer Gelbsucht, einer Operation als *second blow*. Hormonale und neurozirkulatorische Dystonien sind nur diagnostisch und medikamentös abgrenzbare Aspekte derselben Störungen. Beim Zustandekommen von Dystrophie und

Dystonie sind also vegetatives Nervensystem, Psyche, Endokrinium, humorale Faktoren, Erbanlage und Milieu gleicherweise beteiligt — das erklärt die Unzahl der anamnestisch ermittelten Einwirkungen.

Eine dauerhafte Heilung und Lebenstüchtigkeit, nicht nur eine Beseitigung der quälenden Symptome, kann durch die Winkler-Kur allein oft nach Jahrzehnten vergeblicher Vorbehandlungen bewirkt werden, ohne jede lokale mitkorrigierende Maßnahme. Das vegetative System wird seiner individuell präformierten Eutonie wieder zugeführt.

Bei echten Fehlregulationen durch körperliche oder seelische Schockwirkung beim nervlich und psychisch vorher Gesunden pflegt diese Einregulierung überraschend schnell zu gehen. Zwei Beispiele, die beliebig vermehrt werden könnten, sollen das erläutern:

1. Beispiel:

Siegfried B., geb. 1927

Vater Lateralsklerose, Mutter progressive Muskeldystrophie. Er selbst ab 14. Jahr Kopfschmerzen mit hochrotem Kopf und Schwindel. Mit 16 Jahren nach jeder Anstrengung Hochdruck, in Ruhe und bei langsamen Bewegungen gute Kraftleistung. In der Gärtnerlehre Hochdruck 180/120 — in Ruhelage 110/80. Medikamentöse Einwirkungen ohne Einfluß.

Untersuchung vor erster Winkler-Behandlung: Herz o. B., RR 120/80, Gewicht 70 kg. Nach Dauerlauf von 10 Minuten RR 195/100, roter Kopf, rasende Kopfschmerzen. Bei erster Behandlung: normale Reizbeantwortung, RR vorher 120/90, nachher 100/80. — Ab sechster Behandlung: Spaziergänge bis zur Anstrengung, ständige Müdigkeit, oft Kopfschmerzen.

Letzte Behandlung (neun Behandlungen) sieben Wochen nach Kurbeginn: RR vorher 125/80, nachher 120/80, Gewicht 72 kg. Zwei Tage später bei Abreise Wiederholung der Belastungsprobe auf selber Wegstrecke in gleicher Zeit. RR unverändert, Puls für zwei Minuten leicht beschleunigt. Er bricht wegen Zeitmangel gegen die Planung ab, hält Liegekur noch ein Dreivierteljahr zweimal täglich und 15 Atemübungen ein, nebst Abstinenz von Nikotin und Alkohol. Laut Fragebogen nach drei Jahren rückfallfrei geblieben. Trotz erheblicher Anforderungen im Betrieb keine Zwischenkrankheit.

Ganz parallel lief der Fall eines angehenden Marineoffiziers, der das Patent für große Fahrt — verweigert wegen *essentieller Hypertonie* — nach einem Jahr Winkler-Kur bekommen konnte.

Nervenschock nach Operation

2. Beispiel:

Else Sch., geb. 1910

Nach Scharlach mit neun Jahren dreimal Gelenkrheumatismus, Hilus-Tbc und häufige Anginen als Vorschädigung. — Mit 46 Jahren heftiger Blasen- und Darmkatarrh, der resistent gegen Sulfonamide und Antibiotika bleibt, darum Einweisung ins Krankenhaus. Dort täglich Blasenspülungen, ebenfalls erfolglos, mit Hinterlassung einer Reizblase. Anläßlich einer interkurrenten Angina Mandelinspektion und Ausschälung in Lokalanästhesie, die sich als sehr kompliziert erweist. Durch aufgefangene Worte glaubt sich die Patientin aufgegeben und wird ins Bett gebracht im Stadium eines Nervenschocks mit Sehstörung, Pupillenstarre, Taubheit beider Ohren und Tremor von Kopf und Händen. Urin und Stuhl nur nach quälenden Spasmen, Schlaflosigkeit durch Tabletten unbeeinflußbar, ebensowenig durch 14 Tage Dauerschlaf mit Megaphen. Arrhythmie mit Anfällen von paroxysmaler Tachykardie und Harnflut. Bei Entlassung Pupillenstarre, Taubheit trotz fehlenden otologischen Befundes, Schlaflosigkeit, Schwindel und Tremor der Hände wie bei Parkinson.

Ab erster Winkler-Behandlung Blasentätigkeit schmerzlos, guter Schlaf ohne Medikamente. — Ab dritter Behandlung werden alle Geräusche und Worte in tatsächlicher Stärke gehört. — Ab 7. Behandlung Schlaf normal, der Tremor verschwindet, die Kopfschmerzen werden erträglich, sie nimmt ihre Arbeit im Büro und Haushalt für drei Personen wieder auf. Bei fünf Jahren Nachbeobachtung rückfallfrei.

Diese Beispiele könnten ergänzt werden durch hundert ähnliche, denn eine Schwäche des vegetativen Systems, die in volles Versagen übergehen kann, befällt langsam, nur gradweise unterschieden, die Mehrzahl der Menschen verschiedenster Altersstufen mit Bevorzugung der jüngeren Jahrgänge. In höheren Jahrgängen kann man feststellen, daß die Hälfte von ihnen immerhin in der Jugend bei offensichtlich günstiger Veranlagung mit erheblichen Schädigungen fertig werden konnte. Wäre das bis zu einer *restitutio ad integrum* gelungen, hätte der zweite Schlag (auch der bestand manchmal aus mehreren Schlägen) sie nicht in so dauerhafte vegetative Verwirrungen stürzen können.

Für diejenigen, die schon von Geburt an untüchtig sind, und durch Milieu-Schädigungen in der Kindheit irritiert wurden, bedeutet die natürliche Entwicklungszeit der Geschlechtsfunktionen schon die erste Periode der nicht ganz bewältigten Belastung, die auch ohne eindrucksvolle Schicksalsschläge beim Eintritt der hormonalen Umstellung im Klimakterium zum Versagen führen kann.

Es folgt eine kleine Zusammenstellung von zehn Beispielen im Auszug aus einer größeren, die die Disposition dieser Dystoniker und ihre erste Schädigung im Zusammenhang mit der entsprechenden zeitlich oft erheblich entfernten zweiten Schädigung, die das Versagen manifest werden läßt, beleuchten soll:

1. Schlag	2. Schlag	Vorherige Therapie	Winkler-Behandlung	Nachbeobachtung
1. Gertrud Z., geb. 1906 Mit 12 Jahren Masern mit Nierenentzündung, zwei Jahre subfebrile Temperaturen, mit 19 Jahren erste Menstruation mit Schmerzen bis zur Ohnmacht, Ehe mit 27 Jahren, keine Gravidität	1949 Hepatitis mit folgenden Herzanfällen, monatelang in Charitée, 1951 Rückfall, seitdem arbeitsunfähig, selbst für kleinen Haushalt	Strophantin-Kuren, Schlafmittel, laufend: Bellergal, Lebermittel, Appetitmittel, Kreislaufmittel, Hormonmittel	Beginn 12. 10. 1951 1951 = 10 Behandlungen 1952 = 7 Behandlungen 1953 = 2 Behandlungen	Rückfallfrei, leistungsfähig, auch bei Menstruation kein Medikament, 4 Jahre Nachbeobachtung
2. Dietrich M., geb. 1898 Mit 25 Jahren Überarbeitung als Werkstudent und Unfall mit Verbrennung von einem Viertel der Körperoberfläche in Hüttenwerk	Gefangenschaft im zweiten Weltkrieg, nach Rückkehr mit elfköpfiger Familie auf 38 qm Wohnraum, Hochdruckanfälle bei Überlastung im Schuldienst	Acht Wochen Schlafkur, Entfernung aller Zähne, Morphium-Abusus, Tagessedativa, Blutdruckmittel, Herzmittel, Magenmittel, Sanatoriumsaufenthalte, Pensionierung eingereicht nach Herzinfarkt 1955, (5 Kinder im Schulalter)	Beginn 4 Monate nach Infarkt. 1956 = 18 Behandlungen (26. 4. — 21. 12.) 1957 = 8 Behandlungen 1958 = 7 Behandlungen 1959 = 5 Behandlungen	Rückfallfrei, dienstfähig bei Rückfrage. 1961 in 3 Oberklassen Mathematiklehrer, später Berufung an Ingenieur-Schule als Dozent
3. Alice P., geb. 1903 Als Kind starke Kopfschmerzen, Gallestauung, Verstopfung, Menstruation nur mit Progynon-Spritzen, berufsunfähig, führt Haushalt für Bruder (zwei Personen)	Ab Klimakterium mit 43 Jahren zunehmende Schwäche bis zu Kollapszuständen, die Injektionen des Arztes erforderten, konnte nicht mehr allein ausgehen, Obstipation für vier bis sechs Tage, trotz Abführmittel, Schlaflosigkeit wegen pectanginöser Zustände	Krankenhausaufenthalte mit Fokus-Suche, EKG, Organfunktions-Diagnostik, Schocktherapie, Schlaftherapie, Kollapse mit Injekt. alle drei bis fünf Tage, Verstopfungen über 14 Tage trotz Darmmittel, Schlafmittel, Tranquilitzer, Herzmittel	Beginn mit 51 Jahren. Absetzen aller Medikamente. Ab 4. Behandlung Puls regelmäßig, Schlaf gut, Stuhl mit Gleitmittel, nach 14 Tagen spontan. Im 1. Jahr 17 Behandlungen, im 2. Jahr 7 Behandlungen, im 3. Jahr 6 Behandlungen, im 4. Jahr 1 Behandlung	Nach 4. Kurjahr rückfallfrei von allen Beschwerden, verlobt sich mit 52 Jahren, spontan zweimal Menstruation, dann Menopause, bleibt allen Anforderungen eines unruhigen Pastorenhaushaltes gewachsen

1. Schlag	2. Schlag	Vorherige Therapie	Winkler-Behandlung	Nachbeobachtung
4. Anni J., geb. 1899 Mit 37 Jahren Blinddarmoperation mit anschließender Sepsis, kaum erholt, Grippe mit Ruhranfällen und Blasenkatarrh, häufig Rückfälle, die mit Antibiotika abgefangen werden	Mit 47 Jahren Diphtherie und Mittelohreiterung, bald danach durch große Aufregung Menopause, seitdem Hochdruck, Schlaflosigkeit, Schwindel, unfähig auch für Haushalt wegen Hirndruck mit Gedächtnisschwäche	Im Krankenhaus wochenlang kathetrisiert, seitdem Reizblase, Unverträglichkeit aller Medikamente, Stuhl nur mit Einlauf, Fokus-Suche ohne Erfolg (BS 50/75)	Beginn mit 52 Jahren. Im 1. Jahr = 12 Behandlungen im 2. Jahr = 6 Behandlungen im 3. Jahr = 2 Behandlungen dann aufgehört wegen Beschwerdefreiheit	Rückfallfrei in zwei Jahren Nachbeobachtung
5. Graf R., geb. 1929 Mit $^3/_4$ Jahr Keuchhusten mit doppelseitiger Lungenentzündung, Emphysem mit Rippenresektion	1941 Schädelbasisbruch, 1943 Scharlach mit Mittelohrentzündung. Seitdem Hypotonie mit Magenbeschwerden, Schlaflosigkeit, 1945 Gelbsucht, 1949 Blinddarmoperation, allmählich arbeitsunfähig für jede berufliche Ausbildung wegen Schweißen, Kreislaufstörungen, Atemnot, Magenkrämpfen, Unfähigkeit für schwere Lektüre und Vorträge	Luftwechsel, Kreislaufmittel, Traubenzucker, Magen-Darmmittel, Tranquilitzer, Sanatoriumskuren, Schlafmittel, Klinikaufenthalte, Anämiemittel, Magen-, Pankreas- und Gallenmittel, Dauergebrauch von Substitutionsmitteln	ab 1. Behandlung ohne Medikamente 1954 = 14 Behandlungen 1955 = 6 Behandlungen 1956 = 6 Behandlungen 1957 = 5 Behandlungen 1958 = 5 Behandlungen 1959 = 5 Behandlungen 1960 = 5 Behandlungen 1961 = 4 Behandlungen 1962 = 4 Behandlungen 1963 = 4 Behandlungen 1964 = 3 Behandlungen	Ab 1959 RR stabil 120/80, Gewicht 65 kg. Ehe und Habilitation als Privatdozent für Theologie, Studienreise mit großer Gesellschaft nach Israel (1962) und nach Indien (1963), Ferienreise mit Frau und Kindern im Auto am Steuer, 1965 zusätzlich zur Professur Vorträge in anderen Städten übernommen

1. Schlag	2. Schlag	Vorherige Therapie	Winkler-Behandlung	Nachbeobachtung
6. *Erwin St., geb. 1904, Stud.-Rat* Kopfschmerzen von Schulzeit an, 1936 schwere Blinddarmoperation, sechs Wochen Krankenhaus, drei Jahre arbeitsunfähig wegen Schwindel, Kopfschmerz, Sehstörungen, Gewicht 106 kg, Größe 1,90 m	Im Krieg Abmagerung auf 70 kg, Ekzeme, Darmstörungen. Durch Kratzeffekte am Bein ständig rezidivierende Thrombophlebitis mit Erysipel (rhythmisch alle 14 Tage aufflackernd)	Klimawechsel, Darmmittel gegen Verstopfung und Durchfall abwechselnd, zahllose antibiotische Stöße, Thrombosemittel, Frischzellen-Implantation ohne Effekt, Pensionierung eingereicht (jüngstes Kind vier Jahre, er selbst begeisterter und beliebter Lehrer)	Beginn 9. 6. 1955. Bis 14. 12. 1955 = 19 Behandlungen 1956 = 9 Behandlungen 1957 = 8 Behandlungen Jährlich 7—5 Behandlungen	1956 beschränkt arbeitsfähig, 1957 voll arbeitsfähig bis 1960, Pensionierung mit 61 Jahren (1965)
7. *Ilse G., geb. 1915* In Pubertät Psoriasis und Thyreotoxikose, große Überanstrengung bei erster Stellung als Sekretärin, Verstopfung, Hämorrhoiden	Krankenhausaufenthalt wegen Hämorrhoiden-Operation. In Hungerzeit, Abmagerung, Schwindel, Tachykardie-Anfälle, mit 36 Jahren Ehe neben Beruf, Tremor, Gedächtnisschwäche, Weinkrämpfe	Verschickung, Krankenhausaufenthalte, Tranquilitzer, Darmmittel für Durchfälle und Verstopfung abwechselnd	Beginn 17. 6. 1951. stationär, RR 100/65, Gewicht 68 kg, ab 9. Behandlung zu Hause, 1953 Abschluß wegen Mangel an Winkler-Arzt	Nach 3 Monaten wieder Büroarbeit, nie wieder Herzbeschwerden. Mit 38 Jahren Geburt eines Kindes (10 Pfd.) ohne Kunsthilfe, 4 Monate gestillt

1. Schlag	2. Schlag	Vorherige Therapie	Winkler-Behandlung	Nachbeobachtung
8. Charlotte B., geb. 1906 Mandeloperation, 1936 Menstruation mit großen Schmerzen und Kreislaufstörungen, unglückliche Liebe und Thyreotoxikose seit 1941	Gelbsucht 1946, die Leberparenchymschaden hinterließ, seitdem arbeitsunfähig wegen Schwindel, Herzkrämpfen, Schlaflosigkeit, Bauchkoliken, kann nicht mehr ohne Begleitung auf die Straße, koronare Durchblutungsstörungen	Hormonspritzen, Traubenzucker, Calc. injekt., Pernaemyl, Insulin, Tranquilitzer, Schlafmittel, Migränemittel, Darmmittel, Strophantinkuren Jedes Jahr Sanatoriumsaufenthalte	Beginn Juli 1951, bis Dezember 1951 = 12 Behandlungen 1952 = 8 Behandlungen 1953 = 7 Behandlungen 1954 = 5 Behandlungen	Ab 5. Behandl. vom Quartier zur Behandl. zu Fuß, Stuhl o. B., profuse Schweiße, ab 12. Behandl. zu Hause in Kleinstadt, nach 1 Jahr Winklern Stellung als Sekretärin in großem Baubetrieb unter ungünstiger Bedingung durchgehalten, großer Aufschwung durch Drucklegung eigener Kompositionen. 8 Jahre Nachbeobachtung

1. Schlag	2. Schlag	Vorherige Therapie	Winkler-Behandlung	Nachbeobachtung
9. Siegfried B., geb. 1927 Pflege gelähmten Vaters (Lateralsklerose) vom 6. Jahre an, Mutter progr. Muskeldystrophie	Überarbeitung in Gärtnerlehre, neben Pflege des gelähmten Vaters in der Freizeit, RR 180/60, Schlaflosigkeit, mit 18 Jhr. arbeitsunfähig für Gärtnerlehre	Schlafmittel, Magenmittel, Hypertoniemittel, Abführmittel, Leber-Gallenmittel, Schlaftherapie, Herzmittel	9 Winkler-Behandlungen, dann arbeitsfähig für Gärtnerberuf	Rückfallfrei ohne einen Tag Versäumnis bei Nachbeobachtung von 5 Jahren
10. Else Sch., geb. 1910 Dreimal Gelenkrheuma als Scharlachfolge mit Anginen, Hilus-Tbc	1956 Erkältung mit Blasen-Darmkatarrh, Krankenhausaufenthalt mit Bildung einer Reizblase, Mandelausschälung mit Nervenschock und paroxysm. Tachycardie-Anfällen, Taubheit beider Ohren und Tremor der Hände	Sulfonamide, Antibiotica, Blasenspülungen Schlafmittel, Dauerschlafkur von 14 Tagen mit Megaphen, Abführmittel, Herzmittel *per os* und *i. v.*, arbeitsunfähig für Büro und Haushalt	Beginn 1956, Reizblase beschwerdefrei ab 1. Behandl., Gehör ab 3. Behandl., gehfähig ab 4. Behandl., Hausarbeit ab 6. Behandl., frei von Tremor ab 7. Behandl., nach 18 Tagen beschränkt arbeitsfähig, nach 4 Wochen Verschickung	Rückfallfrei bei 5 Jahre Beobachtung ohne einen Tag Arbeitsunfähigkeit

Von einer gründlichen Hilfe muß man erwarten, daß sie die Fähigkeit des Organismus, sich wechselnden Anforderungen anzupassen, wiederherstellt — über die jedes gesunde Kind verfügt, jeder gesunde Erwachsene und jeder Kranke, der nicht vegetativ gestört ist — „denn der Mensch ist das anpassungsfähigste aller Wesen" (Carrel). Schonung oder ständige Erleichterung der unvermeidlichen Lebensanforderungen durch Medikamente im arbeitsfähigen Alter wäre gleich Invalidität. Wir fordern sie im Beginn der Winkler-Kur – so lange befristet, bis die Reizbeantwortung wieder in angemessener Form funktioniert. Dann beginnt sofort das individuell zu staffelnde Training für Vasomotoren und Atemapparat, um beides möglichst bald auf die konstitutionsgegebene Höhe zu bringen (s. Kurvorschriften). Bei organisch Erkrankten pflegt dieses Stadium sehr bald einzutreten, so daß z. B. echte Herzinsuffizienzen ab fünfter Behandlung „täglich und mäßig" trainieren können, wie es Malten verlangte, während der Dystoniker mit gesundem Herzen dazu erst ab achter bis zehnter Behandlung (nach vier Wochen) fähig sein wird. Aktive Entspannungsübungen (Joh. Faust oder Schlaffhorst-Andersen) können zum baldigen Erwerb einer befriedigenden Atmung die Wege ebnen und in den obligaten Liegezeiten unternommen werden, in denen Lektüre, Musik und Fernsehen unterbleiben müssen. Sie belasten weder gedanklich noch körperlich — sondern befreien von den immer vorhandenen oft unspürbaren Verkrampfungen. Gesangsübungen, autogenes Training und Yoga-Übungen sollen in den ersten Monaten weder neu begonnen noch fortgesetzt werden und auch später nie in den Liegezeiten ausgeführt werden. Die Forderung nach Ruhe muß während der ganzen Genesung erfüllt werden, als Ausgleich für alle gewollten, längst schon nicht mehr gekonnten Leistungen der vergangenen Jahre. Die Schwäche des vegetativen Dystonikers ist eine andere, als die des organisch Kranken oder Erschöpften, der nach Erholung und Auffüllung der geleerten Reservoire wieder das Stadium zuverlässiger Reizbeantwortung erreicht. Dem Dystoniker sind seine Organe — obwohl anfangs noch im Vollbesitz ihrer Kraft — nicht mehr erreichbar, sehr ähnlich wie die Muskulatur dem Muskeldystrophiker entglitten ist, schon im Stadium scheinbar noch anatomischer Intaktheit. Auch ihm kann die Winkler-Kur in diesem Stadium zur vollen Gesundheit verhelfen. Vermutlich handelt es sich hier um Mangelzustände „in the midst of plenty", die bei entsprechender Auffüllung noch reparierbar sind. Darum hilft anfangs auch Bewegung — sogar anstrengende Arbeit — bis das Versagen unaufhaltsam wird. Einem Studienrat wurde von kundiger Seite Autofahren verordnet, wodurch seine Invalidität noch drei Jahre lang aufgehalten wurde. Als sie abermals eingeleitet werden mußte, mündete er an die Winkler-Kur, die seine Pensionierung um 12 Jahre aufschob, in denen seine drei Kinder dann das arbeitsfähige Alter erreichten (B 6).

Der Vorwurf, den man der Winkler-Methode häufig macht, „daß bei ihr die Heilung für das moderne Tempo zu langsam fortschreite und daß ihretwegen die Patienten untragbar lange von der Arbeit befreit werden müßten", kann man gerade in bezug auf die vorliegende Krankheitsgruppe nicht erheben. Wenn das Versagen auf den wichtigsten Lebensgebieten nebst subjektivem Mißbefinden, zum Teil schon Jahrzehnte andauerte, dann geht es am Ende schnell, wenn beides nach einem halben oder einem Jahr rückfallfrei wieder hergestellt wird – wenigstens nach Ansicht der Patienten und ihrer Angehörigen. Sie vergleichen sich oft selbst mit einem Uhrwerk, in dem die gelockerten Schrauben angezogen wurden — ein Vorgang, der so lange in entsprechenden Abständen wiederholt werden muß, bis alle Räder wieder ineinandergreifen. Derselbe Patient, der in viel jüngeren Jahren Trauma oder Infektion falsch oder unvollkommen beantwortete, wird in den Stand gesetzt, als viel älteres, durch jahrelange Fehlfunktionen abgenutztes Individuum nicht nur eine beschwerdefreie *Vita minima* zu führen, sondern die volle private und berufliche Leistungsfähigkeit zu erreichen, die im Umfang der gegebenen Konstitution zu erwarten war. Hochrein schließt seine therapeutischen Vorschläge bei dieser Indikation mit den Worten: „Da es sich um das Grenzgebiet zwischen Gesundheit und Krankheit handelt, bevorzugen wir vor allem naturgemäße Heilmethoden."

Nachwort von Dr. med. Herzog, Buenos Aires:

„Während der letzten drei Monate habe ich auch Fälle übernommen, die auf Elektroschock nicht reagiert hatten. Bei mehreren Patienten konnte ich einen sehr günstigen Umschwung beobachten, neuerweckte Lebensbejahung, Optimismus und Arbeitsfreudigkeit. Deshalb schlage ich vor, auch die schweren Fälle von vegetativen Dystonien erst mit der Methode von Dr. Winkler zu behandeln, bevor man sich zur Schocktherapie entschließt. Zu diesem Vorschlag veranlaßt mich schon allein der Vergleich dieser zwei Methoden: Elektroschock ist ein grobes, den ganzen Körper erschütterndes Verfahren, das nicht ohne üble Folgen bleiben kann. Demgegenüber ist die Winkler-Vibration eine feine und individuell dosierbare Anregung, die — einmal an den Sympathikus-Ganglien appliziert — das gewünschte Gleichgewicht (also Heilung!) durch die Nervenbahnen allmählich einleitet. So wird man verstehen, daß ich glücklich bin, eine derartige Therapie mit Erfolg in einem Lande auszuüben, wo die biologischen Methoden noch wenig bekannt sind."

3. Gefäßerkrankungen

Die anerkannte Tatsache, daß der Tonus und die Leistungsfähigkeit des peripheren Gefäßsystems die Hauptdomäne des *vegetativen Systems* ist, führt zwangsläufig dazu, dieses System zum Angelpunkt der Heilung von Gefäßerkrankungen und Durchblutungsstörungen zu machen. Wenn wir bei Hess (*Münchener Therapie des Monats*, 1960) lesen, daß an obliterierenden Gefäßerkrankungen heute 40 % aller Menschen sterben, je nach Lokalisation in verschiedenen Gefäßgebieten (Herzinfarkt, Lungeninfarkt, Apoplexie, Embolie usw.), so bedeutet das, daß nahezu jeder Mensch Symptome in dieser Richtung an seinen Gefäßen aufzuweisen hat und genötigt wäre, sich nach einer Therapie umzusehen, die ihn vor dem Absinken in die Schar der 40 % bewahrt. Anleitungen und Warnungen werden ihm dazu von seiten der Behörden und Krankenversicherungen noch nicht gegeben, obwohl der Kostenaufwand für Heilverfahren und Arbeitsausfälle hier höher liegt als für Krebs, Tuberkulose und Gelenkerkrankungen.

Da es sich bei obliterierenden Gefäßerkrankungen um den Teilbefall eines ganzen Gewebesystems handelt, wird der Angriffsort der Schädigung je nach Abnutzungsmomenten individuell verschieden sein, während Wahl und Intensität der Therapie die gleiche sein muß, da jeder Abschnitt lebenswichtige Bedeutung für die von ihm abhängigen Bezirke besitzt. Das heißt im vorliegenden Falle, daß eine kausale Behandlung von Armneuralgien, *Digiti mortui*, Migräne, intermittierenden Hinken, spastischen Darmkoliken, arteriellen und venösen Gefäßverschlüssen, prinzipiell in einer Beeinflussung der Gefäßinnervation im Sinne der Beruhigung und Krampflösung zu geschehen hätte — bei gleichzeitiger Bereinigung lokaler Hindernisse in der Blutzirkulation. Daß diese allein für geschädigte Gefäße, vor allem bei chronisch Erkrankten (einerlei, welchen Organ-Umkreises) nicht zu genügen pflegt, beweist die mangelhafte Heilungstendenz von Dekubitusstellen. Ihr Auftreten und oft katastrophaler Verlauf ist zwar zum Teil an die Aufmerksamkeit des Pflegepersonals und gute Salben und Puder geknüpft, aber mehr noch an die konstitutionell variierende Widerstandskraft des Gefäßsystems. Wie schnell diese durch unsere Methode gehoben wird, erfuhr ich aus der Frage einer 56jährigen Kollegin, die am siebenten Tage des Selbstversuches sagte: „Ist es denn möglich, daß sich meine Zellen schon verändert haben? Ich ärgere mich seit Jahren über meine Zahnprothese, bei der Änderungen nichts nützen, immer drückt sie und ich schiebe sie den ganzen Tag im Mund umher. Seit drei Tagen sitzt sie tadellos, ich kann sie einfach vergessen." — Ein *winklernder* Zahnarzt erklärte mir diese Beobachtung: „Von Jahr zu Jahr nimmt das Bedürfnis nach Haftsalben und Pudern zu. Das Kapillarsystem der erschlafften Menschen hat keine Anpassungskraft mehr, darum wird heute über die sehr vollkommenen Prothesen ständig geklagt, am meisten von Herzkranken, während früher auch billige Prothesen jahrelang unauffällig blieben."

Noch eindrucksvoller erlebte ich beschleunigte Kapillarisierung und Epithelisierung bei einer Gruppe von Gipskindern in meiner Heilstätte, die laut Anamnese monatelang bestehende Dekubitus-Stellen mitbrachten und nach 14 Tagen Winkler-Behandlung unter wesentlichem Aufschwung im Allgemeinbefinden rückfallfrei geheilt waren, trotz ungeübten und zahlenmäßig unzureichenden Personals. Selbst im hohen Alter und bei Querschnittlähmungen konnten wir diese schnellen Heilungen beobachten, ein Beweis dafür, daß es über die vegetative Nervenzentrale gelingt, die Restgewebe untergegangener Zentralnervengebiete zu erhalten, im Falle der Bedrückung zu befreien und wieder funktionsfähig zu machen.

Die ersten schmerzhaften Anfälle der Gefäßkrämpfe werden im Bereich der peripheren Arteriolen spürbar, „jener Gefäßstrecke, in der eine Autonomie der Blutströmung stattfindet, weil die hydrodynamischen Kräfte nachlassen und die vegetative Eigeninnervation dieser Gebiete die Führung übernimmt (Pathologe Hirsch, Brüssel). Auf deren Stimulierung und Einschaltung der kompensatorischen Hilfsmaßnahmen, mit denen jede lebenswichtige Funktion von der Natur gesichert ist, beruht die überraschend schnell funktionssteigernde und zugleich schmerzstillende Wirkung der *Syma*, längst ehe eine Ernährungsumstimmung und Umerziehung des Patienten zur Atemgymnastik den notleidenden Geweben zu Hilfe kommen kann. Dr. E. Schroeter, Kassel, berichtet am 29. 8. 1960 von einer 82jährigen Patientin, Frau K.: „Endarteriitis obl., furchtbare Schmerzen, bettlägerig. Nach Versagen aller biologisch-therapeutischen Mittel Winkler-Kur zu Hause begonnen. Nach jeder *Syma* sofort schmerzfrei. Nach der zehnten Behandlung guter Erholungszustand, kann essen und aufstehen. Weitgehender Rückgang der multiplen Gefäßthromben in den Extremitäten. Weiterer Verlauf: Abbruch der Behandlung durch Einfluß der Verwandten, die Aufnahme in eine Klinik verlangen. Dort unter allopathischer Medikation wieder Aufflackern des ganzen Krankheitsbildes. Dauergebrauch von Opiaten. Exitus."

Die Obliterationserscheinungen sind um so katastrophaler, je ungünstiger die lokalen Bedingungen sind — je rascher also der Prozeß anläuft, bis der Gefäßkranke auf Muskeltätigkeit nicht mehr mit Steigerungen des Blutvolumens antworten kann. Das Ausmaß der reaktiven Hyperämie ist abhängig von der Größe des sich allmählich entwickelnden Kollateralkreislaufes. Die folgenden Kurzbeispiele sind Belege dafür, wie relativ schnell (nach neunter bis 10. Behandlung) er sich bildet und selbst nach vorzeitiger Absetzung der Behandlung seine volle Funktionsfähigkeit im Rahmen der Gesamtleistung des Organismus behält.

Die Kurvorschriften tragen seiner Pflege von der ersten Behandlung an Rechnung. Der Wechsel von Aufsitzen und Liegekur mit den erforderlichen Blutdruckschwankungen ist das erste kleine Training der Gefäße, noch fast ohne Anforderung der Muskulatur. In der Sorge für die gleichmäßige äußere Wärme ging Winkler so weit, daß er die Hausschuhe jedesmal mit unter die Decke nehmen ließ, damit sie nicht alle zwei Stunden wieder von den Füßen angewärmt werden mußten, die ja noch keine überschüssige Blutwärme dafür aufbringen können. Die Strickjacken durften im Liegen nur hinten offen getragen werden (also verkehrt herum), damit der Rücken, der von der Liegestatt gewärmt wird, nicht in überschüssige Temperatur gerät. Wärmezufuhr von außen wirkt störend und schmerzerzeugend und soll unterbleiben. Auch kalte Füße sollen nicht heiß gebadet werden, sondern in angewärmte Wolltücher gewickelt werden. Ihre mangelhafte Durchblutung ist nicht immer als pathologischer Spasmus der Gefäße aufzufassen, sondern häufiger als Regulationsmechanismus. Die Haut, die mit ihrem trägen Stoffwechsel längere Zeit mit einem Minimum an Durchblutung auskommen kann, muß zugunsten der Muskulatur zeitweise darben, die nur bei Steigerung der Blutzufuhr um das Siebenfache arbeiten kann. Die ab fünfter Behandlung obligatorischen Spaziergänge sind die nächste Trainingsstufe und helfen z. B. bei intermittierendem Hinken wesentlich bei der Entwicklung des Kollateralkreislaufes.

Es folgen sieben Beispiele:

Das erste Beispiel, in dem weder Atemübungen noch Kurvorschriften zu Hilfe genommen werden konnten, ist ein Beleg dafür, daß der richtigen Dosierung der Vibration und ihrer kunstgerechten Applikation der Haupteffekt in jedem dringenden Falle zukommt (was aber den Anfänger nicht verleiten darf, die beiden anderen Teile der Methode zu vernachlässigen, da er sonst überwiegend Fehlschläge erleben wird).

1. Ida St., geb. 1881

kam 1955 wegen *Arthrosis def.* beider Knie und Herzmuskelschwäche in meine Behandlung, konnte aber ihren Mann und kleines Hauswesen noch in guter Rüstigkeit versorgen. 1957 mußte sie wegen Lymphangitis am Bein drei Wochen liegen. Es bestanden erhebliche Krampfadern rechts und an beiden Unterschenkeln marmorierte Haut mit ekzematösen Veränderungen. Sporadisch auftauchende Beinschmerzen mit Taubheit und Kälte schon seit Monaten empfunden. Jetzt folgten nachts Anfälle von Gefäßkrämpfen mit unerträglichen Schmerzen, bei denen ich nachts mit Packungen und erweiternden Medikamenten Hilfe bringen mußte. Nachdem ich in zehn Tagen viermal geholt wurde, schlug ich Abhilfe durch Winkler-Kur vor und gab informierende Schrift für den Schwiegersohn mit, der selbst Arzt war, aber weit entfernt wohnte. Er lehnte die Kur als „zu gefährlich“ energisch ab. Weder seinen noch meinen Mitteln gelang es, die nächtlichen Krämpfe, die zwei bis drei Stunden dauerten, zu beseitigen. Da griff ich zur List und bestellte sie zu „Vibrationsmassagen am Gesäß“ und machte ihr vom 21. 10. bis 3. 12. 1957 neunmal *Syma* (St. III, dreimal sechs Minuten), mit Liegekur vor- und nachher je eine halbe Stunde, später zu Hause dreimal täglich, aber sonst keiner Vorschrift, auch keinen Atemübungen, um nicht Verdacht zu wecken. Ab dritter Behandlung kein Gefäßkrampf mehr, Nachtschlaf ungestört. Sie machte nach der fünften Behandlung immer größere Spaziergänge und hörte nach der neunten Behandlung (fünf Wochen) auf, für meine Erfahrung zu früh. Drei Jahre später kam sie wegen Arthrosis der Knie noch einmal zu fünf Plenosol-Spritzen, wobei ich erfuhr, daß die Gefäßkrämpfe nicht wieder aufgetreten sind.

Varizen und Thrombophlebitis

2. Frieda P., geb. 1902

A.: 6 Kinder, 2 Fehlgeburten. Klimakterium gleich nach dem letzten Kind. Oft Schwindel, Ohrensausen und Kopfschmerzen. Ständig überarbeitet durch Haushalt, Wäsche und Plätterei für Mann und vier große Söhne. Seit Klimakterium (mit 48 Jahren) im Frühjahr und Herbst Venenentzündungen, mit denen sie liegen mußte und dadurch zu dick wurde. Sie schwitzt viel ohne Grund, bekommt dann durch Zug Hexenschuß, leidet ständig an Verstopfung und Blähsucht, die Hände schlafen nachts ein, die Beine sind auch am Morgen nicht abgeschwollen. Von Krampfaderekzemstellen ist mehrmals in den letzten zwei Jahren Lymphangitis ausgegangen, durch die sie arbeitsunfähig wurde. Beginn der Winkler-Kur, als die Tochter für vier Wochen zur Aushilfe nach Hause kommen kann, in denen die Mutter neun Winkler-Behandlungen bekommt und alle Vorschriften einhalten kann.

Die Beine werden dünner und schmerzfrei, die Ekzeme heilen, die Herzmuskelschwäche bessert sich sichtbar und die Kurzatmigkeit und leichte Zyanose des Gesichtes geht zurück. Morgens kommt sie schwer in Gang, beide Füße sind gleichmäßig geschwollen, über Tag ist das Befinden so gut wie seit Jahren nicht.

Drei Monate später berichtet sie, daß entgegen der Abmachung Mann und vier Söhne wieder hemmungslos in allen drei Zimmern rauchen und ihre Liegezeiten nicht mehr respektieren, seit es ihr sichtlich gut geht. Darum wird im folgenden Winter mit der elften Behandlung abgeschlossen. In schlecht gelüfteten Räumen sind Atemübungen zwecklos. Außer geringen Schwellungen der Füße bei drei Jahren Nachbeobachtung kein Rückfall aufgetreten.

Thrombophlebitis

3. Emma Kr., geb. 1893

Im April 1957 durch Sturz sich die linke Wade gequetscht, wobei eine Schlagader zerstoßen war und ins Gewebe geblutet hatte, bis die Blutung durch Selbsttamponade stand. Die Wade war unförmig geschwollen und steinhart. Vier Wochen später erste Konsultation bei mir, da Umschläge wegen des Stehens, das beruflich als Lehrerin nicht zu umgehen war, keine Veränderung mehr brachten. Wegen erheblicher Schwellungen und Schmerzen wurde vom vorbehandelnden Arzt chirurgische Auskratzung der thrombosierten Massen geraten, da weitere Resorption nicht zu erwarten sei. Deutliche, lokale Wärmesteigerung, ohne Erhöhung der Körpertemperatur. Bei 14tägigem Versuch mit Quark-Umschlägen, homöopatischen Resorptionsmitteln und Endobiont-Injektionen Rückgang der Schwellung um ein Drittel, dann Stillstand und weitere Konsolidierung des Ergusses in Kleinapfelgröße. Der distale Unterschenkelteil und Fuß bleibt kühl und bläulich verfärbt.

Am 6. 6. 1957 Beginn mit Winkler-Behandlung. Ab vierter Behandlung (nach fünf Tagen) große, subjektive Erleichterung und sichtbare bessere Durchblutung des Unterschenkels.

Ab sechster Behandlung wurde die Geschwulst weich und im Gewebe verschiebbar. Am 23. 7. war keine Schwellung mehr zu fühlen (achte Behandlung), aber die Haut der verletzten Stelle war mit der Unterlage narbig verwachsen. Behinderung beim Gehen und Stehen wurde nicht mehr geklagt. Nach zwei weiteren Winkler-Behandlungen in Abständen von vier Wochen *restitutio ad integrum.*

4. Martha P., geb. 1902

Immer gesund gewesen, arbeitet mit 55 Jahren als volle Kraft in einer Wäscherei. 1950 zum erstenmal fieberhafte Gelenkentzündung der rechten Hüfte, mit Radiumbestrahlung geheilt. 1952 eitriger Stirnhöhlenkatarrh. Im Herbst desselben Jahres Bruch des rechten Fußknöchels mit verzögerter Heilung, das Gelenk bleibt geschwollen.

Am 29. 6. 1956 Autounfall mit Verletzung beider Beine, am rechten Knie größere Fleischwunde, vernäht und gut verheilt. — Fünf Monate später fällt ihr in der Badestube eine Marmorplatte auf den rechten Unterschenkel und verursacht eine erhebliche Fleischwunde mit arterieller Blutung. Im Krankenhaus sofortige Nahtversorgung. Drei Tage später Entlassung nach Hause mit noch merklich geschwollenem Unterschenkel. Bei leichter Hausarbeit nach acht Tagen Schüttelfrost und Temperatur über 39° C, Penicillin und Umschläge bringen in drei Tagen keine Veränderung. Wegen großer Unruhe, Schweißen, Kollapszuständen läßt sie sich zu ihren Kindern nach Hamburg-Rissen abholen.

Bei meiner ersten Untersuchung ist die Leistendrüse pflaumendick geschwollen, das Bein unförmig ödematös. Die Nahtwunde hebt sich an zwei Stellen. Vor Schließung der Wunde, aus der nur schwärzliches Blut und Serum abgesickert war, Aufbruch mit Schüttelfrost an beiden Enden der Naht. Trotz antibiotischer Mittel neue Anschwellung im Knöchel und Kniegelenk, rasende Kopfschmerzen, große Unruhe und profuse Schweiße mit Kollapsgefühlen.

Erste Winkler-Behandlung im Hause, genau vier Wochen nach der Verletzung. Nach der zweiten Behandlung Aufbruch des hinteren Nahtendes und Absonderung schwärzlicher Blutmasse ohne Eiter, Thrombosierung in der Tiefe fühlbar. — Spontane Schließung des vorderen Nahtteiles nach der dritten und vierten Behandlung, zunehmende Abschwellung. Nach der fünften Behandlung (acht Tage nach Beginn) ist die Naht bis auf eine kleine Lücke geschlossen, die noch weitere 14 Tage fistelt, während Patientin aufsteht und nur alle zwei Stunden Hochlagerung durchführt. Nach der achten Behandlung ist die Naht geschlossen, das Bein abgeschwollen, auch die unförmige Verdickung des Knöchelgelenkes vom Bruch her restlos mit abgetragen. Patientin gibt nach drei Wochen Arbeit an, besser gehen zu können als vor der zweiten Verletzung. Unterschenkel und Fuß gleichen dem gesunden linken, die Nahtnarbe sieht aus, als sei sie *per primam* geheilt. Allgemeinbefinden vorzüglich. Der klimakterische Schwindel, der sie seit Jahren belästigte und vielleicht an zwei der Unfälle — unglücklicherweise alle am gleichen Bein — ursächlich mit beteiligt war, ist nicht wieder beobachtet worden.

Dr. med. Müller-Jürgens, Niebüll

berichtet zwei Erfahrungen, in denen die Schmerzbeseitigung ebenfalls mit den ersten Behandlungen gelang, so daß Schmerz- und Schlafmittel sich erübrigten und das Allgemeinbefinden sich, als Nebenbefund gewissermaßen, sehr günstig veränderte.

Thrombophlebitis

5. Frau Elsa W., 49 Jahre alt (Büroangestellte)

Schlaffer, pastöser Typ, seit Jahren Stauungszustände im kleinen Kreislauf. Chronischer Reizzustand der oberen Luftwege und Kurzatmigkeit. Schwindel und Angstzustände beim Treppensteigen. Nach einer Blinddarmoperation Thrombophlebitis mit erheblicher Schwellung der Beine und Schmerzen bei jeder Anstrengung, so daß ihre Arbeitsfähigkeit in Frage gestellt ist, darum Beginn mit Winkler-Behandlung. — Nach der dritten Behandlung merkliche Erleichterung beim Treppensteigen. Weitere Besserung nach jeder Behandlung, obwohl die Arbeit nur 16 Tage unterbrochen werden konnte. — Schon nach vier Wochen kann sie die steile Leiter zum Herabholen oder Hinaufbringen der Akten ohne Schwindel und Schmerzen besteigen, was vorher nicht möglich war. Gewohnte Erkältungen und Reizzustände der Luftwege bleiben bereits im ersten Winter der Behandlung aus, die Tauglichkeit des Beines bleibt ungestört. Drei Jahre Nachbeobachtung.

Krampfadern

6. August O., 65 Jahre (Rentner)

Seit 60. Jahr Krampfadern am rechten Bein, mit zunehmenden nächtlichen Wadenkrämpfen, die Schlaf trotz Medikamenten unmöglich machen. Leberstauung und Emphysem hatten zu vorzeitiger Invalidität geführt.

Schon nach der ersten Winkler-Behandlung einige Stunden Nachtschlaf. — Nach der sechsten Behandlung tiefer, durchgehender Schlaf, Schmerzfreiheit auch am Tage. Hebung des Allgemeinbefindens und Beseitigung der Stauungsbronchitis und

Befreiung von Erkältungszuständen verschaffen ihm einen beschwerdefreien Winter. Befinden bei drei Jahren Nachbeobachtung ohne Medikamente unverändert gut.

Schlaganfall

7. Alberto G., (Selbstbericht an den Herrn, der meine Einladung nach Argentinien wegen Polioepidemie veranlaßt hatte)

Sehr geehrter Herr St.! Da ich weiß, daß Sie sich sehr für meine vortreffliche Heilung interessieren, will ich Ihnen die Fortsetzung in allen Einzelheiten mitteilen.

Am 25. 3. 1952 erlitt ich einen Anfall von hohem Blutdruck und mußte alle Folgen dieses Schlaganfalles erdulden. Nach Auskunft der Ärzte handelt es sich um arteriellen Hochdruck mit Gehirnschlag und folgender spastischer Hemiplegie. Mit anderen Worten, ich war 3/4 gelähmt, hatte große Schwierigkeiten zu gehen, zu sprechen und konnte nicht mehr selbständig essen. Außerdem sagte das Attest der Ärzte, daß ich ein sehr schlechtes Herz hätte, das zwei Zentimeter zu groß geworden sei. Die Ärzte haben von mir drei Radiographien und drei EKGs hergestellt, aber keiner hat mir geholfen oder mir Erleichterungen gegeben. Schon vor der Lähmung war mein Herz so schlecht, daß ich kaum 30 Meter gehen konnte. Trotz vieler Massagen der Beine, der Wirbelsäule und des rechten Armes begannen sie zu atrophieren und ich mußte zur Unterstützung täglich 12—14 Pillen nehmen, um eine geringe Erleichterung zu bekommen. Nachts konnte ich nicht schlafen trotz Beruhigungstabletten, die Schmerzen im ganzen Körper waren stärker. In den letzten sechs Monaten konnte ich nur sitzend schlafen. In den acht Monaten, seit ich den Schlaganfall erlitten hatte, habe ich so viel Drogen eingenommen, daß mein Körper ganz abgesättigt worden war. Wenige Tage vor Ankunft der Dr. B. versagte die Urinausscheidung, beide Füße schwollen sehr an. Es wurde offensichtlich, daß ich eine Blasenlähmung hatte. Der Urin war, von einem Tag zum anderen, mit Blut vermischt, man befürchtete Urämie.

Die Doktorin begann am Tage ihrer Ankunft die Behandlung nach der Winkler-Methode. In den 26 Minuten der ersten Behandlung fühlte ich wunderbare Auswirkungen. Ich hatte kaum Zeit, mich anzuziehen; denn ich mußte so viel Urin lassen, daß es gar nicht aufzuhören schien. Und zehn Minuten später mußte ich wieder urinieren. Dann ließ ich mich schnell im Auto nach Hause fahren. Kaum zu Hause angekommen, mußte ich wieder eine große Menge Urin lassen, und so ging es den Rest des Tages und die Nacht über. Am folgenden Morgen waren beide Beine völlig abgeschwollen und ich konnte wieder normal urinieren. Seit sechs Monaten war diese Nacht die erste, in der ich mich horizontal hinlegen und drei Stunden ohne Schmerzen schlafen konnte. Der Schlaf wurde jede Nacht besser und jetzt schlafe ich nachts schon seit mehreren Monaten sieben Stunden. Am zweiten Tage befreite mich die Kur von der Lungenstauung, denn bis dahin spuckte ich Blut aus. In den folgenden Behandlungen veränderte sich der ganze Blutlauf. Ganz allmählich verschwand auch die Aderverkalkung. Ich kann wieder gut und aufrecht einige Stunden hintereinander gehen, das Herz hat sich normalisiert, ich ermüde nicht mehr als es üblich ist. Ich habe Blutdruck 150 Maximum und 90

Minimum. Ich glaube, daß das mit 67 Jahren recht gut ist. Ich habe mich in dieser Weise so verbessert, daß sogar der *arcus senilis* (Greisenring) in den Augen verschwunden ist, wie der Arzt feststellte.

4. Herzkrankheiten

Die Wirkung der *Syma* auf das Herz ist der wichtigste Prüfstein der Methode. Gerade für das Herz ist auch das klinische Rüstzeug am eindrucksvollsten, zugleich gut lehr- und lernbar, weil nicht dem gleichen eiligen Wechsel unterworfen wie viele andere Medikamentgruppen, sondern mit einem großen Schwergewicht an Erfahrung gesichert. Die typischen Herzmittel, *lege artis* eingesetzt, wirken in gut berechenbarem Ausmaß bei der Mehrzahl der Patienten lebensrettend und leistungssteigernd relativ unabhängig von psychischen Komplikationen und äußeren Umständen. Wenn die Syma ähnliches bei den gleichen Engpässen der Blutzirkulation bewirken kann und sogar noch darüber hinaus eingesetzt werden kann, wenn der Geltungsbereich der bewährten Mittel abgelaufen ist oder sie aus anderen Gründen nicht anwendbar sind, so ist ihre Bedeutung nur noch von Übelwollenden abzustreiten. Wenn mir ein Winkler-Arzt schrieb: „Die Verbreitung unserer Methode steht und fällt mit einer befriedigenden Erklärung ihrer Wirkungsweise“, so kann ich dem nicht beipflichten. Entscheidend für den Wert einer Methode ist die experimentell reproduzierbare Wirksamkeit, nicht die lückenlose, dem jeweiligen Stadium der Fachgelehrsamkeit angepaßte Erklärung. Prof. Michel (*Therapie des Monats*, H. 4, 1959) schreibt, „daß selbst bei Therapeuticis, wie den Herzglykosiden, die seit mehreren 100 Jahren bekannt sind und in der Hand des Internisten die gleiche Bedeutung haben, wie das Skalpell in der Hand des Chirurgen, die Wirkungsmechanismen und Bedingungen bis in Einzelheiten ungeklärt sind. Einerseits wird bei Mitralstenose wegen Gefahr des Lungenödems vor Glykosidmedikation gewarnt, andererseits wird sie als das bestwirkende Gegenmittel gewertet. Auch beim Studium der Stoffwechselbeeinflussung durch Herzglykoside widersprechen sich die Ansichten und Befunde. Trotzdem wird von allen unter Glykosidwirkung eine Normalisierungstendenz der Mehrzahl der von der Norm abgewichenen Herzkreislaufgrößen unverkennbar festgestellt, ein Beweis, daß ihnen überwiegend eine regulative Wirkung eigen ist, die viel umfassender ist, als meist angenommen wird und bei Herzgesunden wie bei Dekompensierten beobachtet worden ist.“ So ist es unbillig, bei der noch kaum in Kliniken experimentell erforschten Winkler-Methode eine restlose Klärung dieser Mechanismen zu erwarten.

Rössler fand Koronarsklerose zwischen 50. und 70. Lebensjahr als den häufigsten Sektionsbefund, der im ersten und zweiten Weltkrieg bei 45jährigen in 50 % nachgewiesen wurde.

Kötschau (*Wandlungen in der Medizin*, S. 125) sagt: „Schlimmer als beim Krebs ist das kausale Dilemma bei den Herz- und Kreislaufkrankheiten, an denen schon 1947 doppelt so viele Menschen starben, wie an Krebs und Tuberkulose zusammen. Wenn wir wirklich kausal gedacht und gehandelt hätten, hätte dieser innerhalb eines Jahrzehnts erfolgte ungeheure Anstieg der Zahl der Herz- und Kreislaufgeschädigten niemals geschehen können."

Winkler schreibt in seiner Einführungsschrift für Ärzte (1938), betitelt „Der Sicherheitsfaktor in der Naturheilkunde", über dieses Thema: „Wir ersehen, daß bei meiner Methode, die den Sympathikus beeinflußt, dem Gefäßsystem praktisch wohl die Hauptrolle bei der Entlastung des Herzens zukommt. Das Herz, wenn es von einem fortlaufend in seinen Widerständen regulierten und in seiner Elastizität gesteigerten Gefäßsystem unterstützt wird (natürliche Entlastung), muß wieder zu einem auch aktiv treibenden Organ werden."

Jede *Syma*, die durch den Vagusreiz über der zweiten Ansatzstelle die peripheren Widerstände herabsetzt und die Eigendurchblutung des Herzmuskels ebenso steigert wie die der anderen Organe, gibt ihm neue Kraft, während die Kurvorschriften dafür Sorge tragen, daß diese anfangs natürlich kurzfristige Kraftzufuhr nicht durch vorzeitige Bewegung in der Skelettmuskulatur „verpulvert" wird. Darum das Verbot von Spaziergängen bis zur fünften Behandlung — auch bei jedem herzgesunden Anfänger — während sie später als Übungsfaktor obligat sind. Auch mit aktivem Atemtraining muß manchmal gewartet werden bis der Stauungszustand in der Lunge abgetragen worden ist. Die Befriedigung des sofort anfallenden, vermehrten Sauerstoffbedarfs deckt sich im Liegen bei dauernd geöffnetem Fensterspalt, mäßiger Zimmertemperatur (18° C) und morgendlicher kalter Abreibung automatisch, bis die Kraft ausreicht, um aktiv durch Atemübungen den Spielraum zu erweitern.

Dr. Hofmann, Panama („*Tiefatmung und vegetatives System*", Fortschritte der Medizin, Nr. 25), schreibt als Kenner der Winkler-Methode: „Ist erst einmal die Herztätigkeit gestärkt und damit eine bessere Durchblutung der Organe gewährleistet, so ist die Entscheidungsschlacht gewonnen, denn dann treten die besser durchbluteten, innersekretorischen Systeme mit erhöhter Wirksamkeit in den Endkampf mit ein und helfen, den Sieg zu erringen, selbst in Fällen, in denen vordem die medikamentösen Behandlungen versagt haben."

Inzwischen ist diese Lücke in der klinischen Herzbehandlung durch Herstellung wirksamer, injizierbarer Hormonpräparate geschlossen worden. Aber nach wie vor bleibt der Anspruch bestehen, Vitamine und Hormone in optimaler, dem momentanen Bedarf angepaßter Menge im Organismus selber zu produzieren und zu verteilen.

Nach 30jährigen Erfahrungen mit Herzen, an denen — ehe sie in seine Behandlung kamen — schon das umfangreiche Rüstzeug der Inneren Medizin erprobt worden war, konnte Winkler sagen: „Nach der fünften Behandlung wird der Patient am Herzen nicht mehr sterben." Dieser Zeitpunkt, der frühestens nach sieben Tagen erreicht werden kann, muß ohne störende Mitwirkung von Medikamenten allerdings erst erlebt werden. Ein Beispiel aus der Notzeit 1944, in der die hilfreichen Herzmittel, stärkende Vitamin- und Hormonmittel, antibiotische Mittel und Sauerstoffzelt nicht zur Verfügung standen, soll zeigen, daß der Effekt der *Syma* allein zur Lebensrettung ausreichen kann:

Alfred Fr., 46 Jahre, Schlachtermeister in Zechlin,
erkrankte im Frühjahr 1944 an akuter Lungenentzündung. Er war von hünenhaftem Körperbau, übergewichtig, mit Hochdruck und Leberstauung und dem blauroten Gesicht eines Plethorikers, der Alkohol und Nikotin in reichlichen Mengen konsumierte. Ich gab homöopathische Medizin, setzte ihn auf Saftfasten und war drei Tage lang mit dem Verlauf (kontinuierliches Fieber, reichlicher, fast diarrhöischer Stuhlgang, unauffällige Herztöne) zufrieden. Nicht so der Patient. Er hatte sich aus der nahen Kreisstadt den ihm befreundeten Amtsarzt kommen lassen, der mit den damals berühmt werdenden Sulfonamiden versorgt war und ließ mich sechs Tage ohne Nachricht. Dann kam ein Bote mit Pferd und Wagen, um mich gleich mitzunehmen. Der Mann lag mit blassem, verfallenem Gesicht, die Hand am Puls im Bett und sagte: „Ich will nicht viel Worte machen, denn ich weiß, daß ich sterben muß. Ich behorche immer die Herztöne von den Tieren, die ich geschlagen habe. Erst werden sie ganz schnell — dann werden sie unregelmäßig — dann setzten sie manchmal aus — dann schwirren sie nur noch, das ist kurz vor dem Ende. Bei mir schwirrt es jetzt. Wissen Sie noch irgendeinen Rat, dann machen Sie schnell damit, sonst erlebe ich den Abend nicht mehr, ich kenne das genau." Ich bestätigte seinen Herzbefund. Er hatte mit einem Sulfonamidstoß in zwei Tagen abgefiebert, ihn vielleicht mit der chronisch gestauten Leber nicht vertragen und eine toxische Herzschädigung bekommen. Vor zwei Tagen erneuter Fieberanstieg auf 38,5° C, das seit dem Vorabend abfiel, mit zunehmender Schwäche, quälendem Durst und flacher, hastiger Atmung ohne eigentliche Atemnot, trotz erheblichem Dämpfungsbefund im ganzen rechten Unterlappen. In Ermangelung ausreichend wirksamer Medikamente für diesen Zustand ließ ich ihn von zwei Hilfspersonen aufsetzen, denen er die Arme um die Schultern legte und so mit leise stöhnender Atmung ohne Kollaps die erste Winkler-Behandlung durchstand.

Bei der zweiten Stelle fühlte er Erleichterung, wie man von hinten an der Atmung bemerken konnte. Im Liegen danach hatte der Puls schon eine Andeutung von Rhythmus, wie er selbst feststellte. Am nächsten Tag hatte sich eine regelmäßige Extrasystolie herausgebildet, die Atmung ging flach aber ruhig und Appetit begann, der ohne spezielle Vorschrift befriedigt werden durfte. Eine abermalige Temperaturerhöhung, die ich erwartet hatte, trat auch nach der fünften Behandlung, als die Kräfte dazu ausgereicht hätten, nicht ein, er erholte sich geradlinig, die Reste des Lungeninfiltrats wurden resorbiert, nicht expektoriert. Zur Beseitigung der Leberschwellung und des Koronarschadens hätte er die Behandlung noch in großen Abständen weiterführen müssen, wozu er keine Neigung hatte, da ihm diese Zustände noch keine Schmerzen verursachten. — Sechs Wochen nach Behandlungsbeginn tanzte er an seinem Geburtstag, nahm am Alkoholgenuß teil und rauchte, wie mir wohlmeinende Freunde berichteten, so daß ich von mir aus die Kur abbrach.

Auch in chronischen Fällen müssen die Herzglykoside notgedrungen versagen, wenn die Arterienwandungen wegen gänzlicher Erschlaffung oder Verkalkung nicht mehr mitarbeiten können. Im Stadium der beginnenden Dekompensation kommt die lähmende Wirkung der Beruhigungs- und Schlafmittel auf die Nervenendigungen der zwangsläufig tätigen peripheren Gefäße als unerwünschte, aber unvermeidliche Belastung hinzu, die bei unserer Methode unterbleibt, nicht weil diese Mittel generell verboten sind, sondern gerade bei Herzkranken sich erübrigen. Die durch die *Syma* provozierte Hormonproduktion und gesteigerte Tätigkeit des hämatopoetischen Systems (Vibrationswirkungen S. 17) schließt den *circulus benignus*, in dem das Herz von der Anreicherung des Blutes mit körpereigenen Wirkstoffen wiederum den Nutznieß erlebt. Sehr bald resultiert daraus die Beruhigung im Vegetativum, von Stunde zu Stunde durch die fortlaufende Abtragung der Sauerstoffschulden in den Geweben unterstützt.

An vier Beispielen soll gezeigt werden, wie durch diese Vielfalt der Wirkungsbelange jeder einzelnen *Syma* sehr bald dauerhafte Leistungsfähigkeit erreicht werden kann. Auf statistische Auswertung unseres in Jahrzehnten angesammelten Materials wird bewußt verzichtet, nicht nur bei Herzkrankheiten, sondern in jedem Indikationsbereich. Ich kann mich dabei auf eine Äußerung Bergmanns berufen: „Unser bester klinischer Lehrmeister scheint mir oft nicht die vieldeutige, zielstrebige Statistik wegen der enormen Fehlerquellen zu sein, sondern die lehrreiche Anekdote des Einzelfalles."

Beispiel 1:

Herzklappenfehler

W. v. H., geb. 1892, Pfarrer in der DDR

Von Kind an Eiterungen, Hautausschläge, Furunkulosen. In der Jugend schwere Schlaflosigkeit durch Überanstrengung. Mit 22 Jahren Herzklappenfehler festgestellt. Mit 28 Jahren Typhus, später rezidivierende Lungenprozesse. Durch fanatische Sonnenbäder Pleuritis mit Empyem und Rippenresektion.

Im Juli 1952 Halsinfektion mit Fieber und Schüttelfrost. Seitdem Kräfteverfall permanente Herzbeschwerden, unregelmäßiger Puls und Druck unter dem Brustbein. Schlaf immer schlecht. — Vor erster Winkler-Behandlung Befund am Herzen: Verbreiterung nach links um 1½ Querfinger, blasendes, systol. Geräusch, blaurote, kalte Ohren, eiskalte Hände und Füße. BS 5/11. — Nach der ersten Behandlung völlig verändert. Vorher P. 104, nachher 84, RR vorher 100/65, nachher 125/80 (paradoxe Reaktion, die Vorsicht gebietet). Harnflut. Nachts guter Schlaf, Schlafsucht auch am Tage. Fortlaufend starke Diurese. Stuhl dreimal täglich. In einer Nacht Ischiasschmerzen und große Unruhe, seitdem nie wieder Schmerzen im Bein. Eine Wunde an der Hand durch rostigen Nagel heilt auffallend schnell, obwohl von Kind an gegenteilige Erfahrungen bei Verletzungen vorlagen. Seitdem Vertrauen zur Kur. Füße immer warm, Frostbeulen verschwinden. Krampfadern sind nur noch wie leere Schläuche zu sehen. Nach Rückkehr in ambulante Behandlung bleiben Atmung und Schlaf gut, er „verzichtet für sein weiteres Leben auf Kopfkissen" (weil er flach liegen kann). Nach vier Wochen besteht er wieder auf Brustkorbmessung. Vor Behandlung 81 : 86,5 cm, jetzt 80 : 89 cm. Er arbeitet wieder voll mit Außendienst nach der 14. Behandlung ohne Herzbeschwerden.

Rückfrage drei Jahre später: Schwere Pleuritis im zweiten Kurjahr, bei der fünf Behandlungen verabreicht wurden. Das Herz blieb unauffällig. Banale Erkältungskrankheiten seit Kurbeginn ausgeblieben, ebenso die häufigen Schwindel- und Schwächezustände. Jährlich erlebte, saisonbedingte Hautausschläge und Furunkel nicht mehr beobachtet. „Meine ständige Verbindung mit Apotheken hat seit Beginn der Kur aufgehört."

Acht Jahre später: Rückfallfrei geblieben.

Beispiel 2:

Herzinsuffizienz nach Infekt

Charlotte W., 37 Jahre

Als Kind schwächlich, dicke Halsdrüsen und Mandelentzündungen. Mit 13 Jahren Blinddarmvereiterung. Seit Verheiratung fieberhafte Eierstockentzündungen mit Krankenhausaufenthalten. Nach einziger Schwangerschaft starke Krampfadern und Herzdekompensation. Trotz regelmäßiger Strophantinkuren über vier Jahre keine Leistungsfähigkeit erreicht. Sie kann sich nicht allein die Haare machen, bei Lageveränderung Schwindel, abends geschwollene Füße, bei rascherem Gang Atemnot. Schlaf nur mit Hochlagerung.

Vor der ersten Winkler-Behandlung Puls schwach und unregelmäßig, Extrasystolen. Gewicht 53,5 kg, RR 95/70. Strophantin sofort abgesetzt. Ab fünfter Behandlung wachsende Kraft, nie wieder eine Injektion benötigt. Sie mußte unerwartet nach zehn Behandlungen eine Woche unterbrechen, um ihre Mutter zu pflegen. Sie versorgte dort fünf Personen, molk die Ziege und machte die notwendigste Gartenarbeit. Als die Mutter wieder gesund war, zweiter Kuranfang. Sie war sehr elend geworden, hatte aber keinen Arzt gebraucht. Eine Wundrose an der Backe verschwand nach drei Tagen ohne jedes Medikament. Eine Eierstockentzündung mit subfebrilen Temperaturen heilte ohne Bettruhe aus, der profuse, begleitende Ausfluß sistierte nach 14 Tagen spontan. Seitdem blieb die Menstruation, die immer unregelmäßig gewesen war, pünktlich und dauerte drei bis vier Tage. Bei großer Hitze fühlt sie sich bedrückt, sonst gute Leistungsfähigkeit. Eine Extraktion von fünf Backenzähnen mit Lokalanästesie übersteht sie — im Gegensatz zu früher — ohne Ohnmacht. Nach 25 Behandlungen in 21 Monaten wird die Kur wegen meines Wegzuges abgebrochen. Bericht nach einem Jahr: kein Rückfall in Herzbeschwerden.

Beispiel 3:

Folgen von Endokarditis mit Lungenembolie

Frau E. St., 38 Jahre alt,

kam 1948 auf die mir für vier Wochen zur Verfügung gestellte Stadion eines Krankenhauses in Westberlin wegen Herzinsuffizienz. Der Mann trug sie auf dem Arm die Treppe hinauf. Das Leiden begann zehn Jahre vorher mit ruhrartigen Durchfällen, mit denen sie von 1937 bis 1939 lange Krankenhausaufenthalte mit Diätkuren, Bluttransfusionen, Vitaminspritzen und reichlichen medikamentösen Einwirkungsversuchen durchgemacht hatte, ohne daß der Blutabgang aus dem Darm aufgehört hätte. Hb. durchschnittlich 40 %. Damals Beginn der Herzbeschwerden: Tachykardien, Pulsation am Hals, ständiger Druck unter dem Brustbein. Bei körperlicher Anstrengung steigert sich die Pulsation bis zum Vernichtungsgefühl.

Bei der Aufnahme Herzgrenzen erheblich verbreitert. Herztaille verstrichen, Aortendämpfung verbreitert, über den Ostien systolische und diastolische Geräusche. RR 175/10, ein Gefälle, das mir und dem mitkontrollierenden Assistenten noch nicht begegnet war. In der Lunge Stauungskatarrh, Leber vergrößert.

Nach erster Behandlung Absinken der Pulsfrequenzen, subjektive Beruhigung und Schlaf am Tage, ständiger Schleimfluß aus Mund und Nase, starke Schweiße, Mattigkeit, Ohrensausen und Herzjagen bis zum Abend.

Nach der sechsten Behandlung bedrohliche Atemnot durch Lungenödem. Besserung nach Eintritt von Durchfällen, die nach acht Tagen sistierten, obwohl Diät nicht zu beschaffen war (spontane Fokussanierung?).

Bei Entlassung Besserung des Allgemeinbefindens, Gewichtszunahme 2 kg, normaler Stuhl dreimal täglich, guter Schlaf. RR 180/20, BS von 63/79 auf 25/47 gesunken; Hb. von 64 auf 83 % gestiegen, Erythrozyten von 3,2 auf 4,1 Millionen gestiegen, Leukozyten von 5300 auf 9200. Weiterbehandlung in gesetzmäßigen Abständen ambulant. Nach zwei Jahren Nachuntersuchung bei mir: Eindruck einer gesunden, jungen Frau. RR 140/40. Seit einem Jahr ohne Herzbeschwerden, keine Kreislaufstörungen, Darm rückfallfrei funktionstüchtig. Sie besorgte ihren Haushalt selbst, einschließlich Fensterputzen und Bodenwischen. Einen Rückfall in wochenlangen Darmkatarrh heilte sie ohne Arzt durch Rohkost und Heilerde ohne Herzirritation. — Drei Jahre später bei einer großen Fußwanderung in Sonnenglut einem plötzlichen Hitzschlag (Herztod?) erlegen.

Beispiel 4:

Herzdekompensation mit Angina pectoris

Elli K., geb. 1906

Im Anschluß an Masern Nierenkrankheit. Seit 16. Jahr blutarm, neigte zu Ohnmachten. Mandeln oft vereitert, wurden abgesaugt. Mit 26 Jahren Schilddrüsenbeschwerden, beseitigt durch Tierblutinjektionen. Trieb Sport und fehlte nie bei der Arbeit (Sachbearbeiterin im Ministerium).

1949 erstmalig Herzbeschwerden. Mit Strophantin und Traubenzucker weitergearbeitet. Wegen Venenentzündung am rechten Bein vier Wochen Krankenhaus mit Bettruhe. Beim Aufstehen ersten Herzanfall mit Kollaps (Embolie?). Mit Digitalis und Sympatol Erholung, arbeitet nach Entlassung vier Monate stramm, trotz Schwindel und Herzklopfen. — Sechs Monate später im Büro Herzanfall von 1½ Stunden Dauer mit Absterben von Händen und Füßen, Vernichtungsgefühl und Kollaps. Einlieferung ins Krankenhaus. Dort Medikation von Belloscal, Digitalis, Strophantin, Theophyllin, Nitrangin, Glysocett-Spritzen wegen erneuter Anfälle. Trotz Luminal schlechter Schlaf, kann nicht mehr links liegen. Haarausfall bis zu kahlen Stellen am Hinterkopf. Bleibt arbeitsunfähig. Vom Hausarzt Einweisung auf meine Sonderstation in Buch.

Nach Absetzen aller Medikamente sofort erste Winkler-Behandlung. RR 120/50, hernach 90/60, Puls 82. Schlaf ab zwölf Uhr nachts. Zwischen vierter und fünfter Behandlung Nesselsucht, Kopfschmerzen, Einschlafen der Hände. Linker Fuß bleibt kalt. — Nach sechster Behandlung Schüttelfrost, Hexenschuß, Schnupfen und

Husten. Ab siebenter Behandlung gute Bauchatmung, kräftige Herztöne, bleibt schmerzfrei. Schlaf befriedigend. Schwindel nicht gehabt. Ein *Angina-pectoris*-Anfall wurde ohne Medikamente überwunden. Entlassung nach fünf Wochen, in denen sie zehn Winkler-Behandlungen ohne medikamentöse Unterstützung bekam. Nach sieben Wochen Schonfrist zu Hause Arbeitsbeginn. Nachkontrolle sechs Monate später: Gewicht gehalten, anfallfrei geblieben, obwohl sie mit vier rauchenden Kollegen in einem Raum arbeiten muß und am Tage keine Liegepause einhalten kann. Sie bleibt positiver Stimmung, trotz großer Überarbeitung, Ärger und Aufregung. Nach einem Jahr ohne Rückschlag bricht sie die Kur ab, weil sie sich wieder sicher fühlt in ihrer Gesundheit.

Die Steigerung der Hormondrüsentätigkeit, die zusammen mit der Sauerstoffanreicherung der Gewebe den eigentlichen Verjüngungseffekt der Winkler-Methode ausmacht, ist naturgemäß zu Beginn am wenigsten, in jedem weiteren Monat und Jahr der Kur um so mehr zu spüren. Das erlebt gerade unser Herzpatient dankbar, der zumeist Krankenhausaufenthalte hinter sich hat, nach denen er mit befriedigender Herzleistung in kompensiertem Zustand entlassen wurde. Von dieser Höhe seines Befindens sinkt er zumeist, je nach Umfang seiner abermaligen Abnutzung im privaten und beruflichen Umkreis in eine abermalige Dekompensation ab, die eine Wiederholung der hilfreichen Mittel, später mit verstärkten Dosen und kürzeren Intervallen, erforderlich macht. Der Winkler-Patient muß Schonung und Kurvorschriften einhalten für die Zeitdauer, die der Arzt nach Abschätzung der Sauerstoffdefizite fordern muß. Er muß auf alle vermeidbaren privaten Belastungen verzichten bis die Elastizität seiner Aderwandungen aufgebaut ist. Er wird dann jahrelang, am eindrucksvollsten im zweiten Kurjahr, seine Leistungsfähigkeit wachsen fühlen. Mit Nebennierenpräparaten bewirkt man zwar schneller Wohlbefinden durch Erhöhung der Pulsfrequenz und des Schlagvolumens, erzeugt aber damit zwangsläufig gesteigerten und unbefriedigt bleibenden Sauerstoffhunger im Herzmuskel. Gerade die Verteilung des durch die Behandlung gewonnenen Sauerstoffüberschusses muß in das Ermessen der „Inneren Steuerung“ gestellt bleiben, die nach „vitaler Indikation“ sinnvoll zu entscheiden pflegt. Wir erheben jetzt anamnestisch überhäufig eine Dauermedikation dieser Präparate, die außerdem bei Ausschwemmung von Ödemen sehr erwünschte Beihilfe sind und den Zeitraum der Digitalis-Wirksamkeit verlängern können. Mit Beginn der Winkler-Behandlung müssen sie abgesetzt werden. Ein Hormondefizit ist weniger ein Aufruf, diese Ausfälle durch Substitution zu korrigieren, als die dringende Indikation, die versagenden Drüsen zu kräftigen. Jede Ganzheitsmethode ist dazu imstande, solange nicht bedrohlicher Kräfteverfall die Blutzirkulation blockiert. Offenbart sich das Versagen gleich in ernster Weise zuerst am Herzen, so ist der Vorteil der Winkler-Methode, daß sie von der ersten Behandlung an seine Kräftigung durch erleichterte Atmung, Einregulierung der Gefäßspannungen und Anregung der inneren Sekretion einleitet. Der Patient kann also schon während der Bettruhe, bei Ruhigstellung der Muskulatur, sein Herz durch Beantwortung des *Syma*reizes gestaffelt üben bis er so weit ist, kleine Spaziergänge und Atemgymnastik ohne Gefahr neuer Anfälle auszuführen. Bädertherapie und Klimakuren (Ergänzende Methoden S. 80) erübrigen sich und dürfen frühestens im zweiten Kurjahr geplant werden.

5. Die Wirkung der Winkler-Behandlung am Stützgewebe

Der Verfall des Stützgewebes ist mit der Konstitionsminderung durch die bekannten unvermeidlichen Zivilisationsschäden hinreichend erklärt. Jede Methode, die ihm Schach gebieten könnte, muß in den Kreis der Erwägungen gezogen werden.

Die verbesserte, fortschrittliche Röntgendiagnostik hat zur Erfassung der Stützgewebsveränderungen einen hervorragenden Anteil durch Objektivierung der Ursachen zahlreicher Beschwerden beigetragen. Aber auch auf diesem, wie auf jedem anderen Sektor der Klinik entscheidet letzten Endes die subjektive Deutung der *objektiven* Befunde durch den Betrachter den Weg der Therapie. Die Chiropraktik, die erst in jüngster Zeit Eingang und gesicherten Platz in der Klinik gefunden hat, hat sich in den Händen von Praktikern ohne Röntgendiagnostik entwickelt. Auch heute gebührt der funktionellen Diagnostik und der tastenden Hand des Behandelnden der Vorrang gegenüber der Apparatediagnostik. Nicht selten bestehen eindeutige Schmerzzustände und funktionelle Störungen bei normalem Röntgenbefund, aber auch scheinbar tadellose Haltungen und auffällige Bewegungsleistungen bei osteochondrotischen Veränderungen der lokal destruierenden Prozesse.

Da sich die Behandlungsbedürftigkeit bei diesen Patienten über Jahre hinzieht, ist eine Störung der Zellbildung durch häufige Röntgendiagnostik im Knochenmark unvermeidlich. Niehans warnt vor ihr nach Implantation seiner Frischzellen, deren Wirksamkeit sie erfahrungsgemäß aufzuheben scheint. Es ist nicht anzunehmen, daß die künftigen Stützgewebezellen an ihren Bildungsstätten weniger empfindlich sind. Gerade in diesem Gewebegebiet ist Eile zu Entschlüssen, außer bei Unfällen, selten geboten. Progrediente Prozesse lassen sich aus Beobachtung der Atmung und Bewegung vielleicht noch früher erkennen als im starren Röntgenbild. Atmung ist die größte, ununterbrochene Bewegungsleistung des menschlichen Körpers (Dittrich). Da jede Vollatmung, mit der jede Winkler-Behandlung abschließt, alle verfügbaren Möglichkeiten der Brustkorbgelenke und Muskeln ausnutzt, kann der gute Beobachter Versteifungen, Muskelverspannungen und Schwächen an ihrem Ablauf erkennen und einplanen. Pleuraverwachsungen, Emphyseme, arthrotische und rheumatische Prozesse jeden Grades ebenso wie die Kyphoskoliosen, Trichterbrust usw. müssen ja sowieso eine beträchtliche Zeitdauer unter dem ausschließlichen Einfluß der *Syma* bleiben, damit sich bei gesteigerter Durchblutung der Einfluß der Atemtätigkeit in formativer Beziehung geltend machen kann. Den unmittelbarsten Eindruck dieser Wirkung empfängt man während der ersten *Syma*. Selbst Schwerkranke, Muskeldystrophiker oder Gelähmte werden in benommenem oder debilen Zustand in vorgeschriebener Haltung, mit Unterstützung oft von beiden Seiten, die erforderliche Minutenzahl aushalten können. Die eigene Aufrichtungskraft der Wirbelsäule wächst bei jeder Ansatzstelle und bei jeder weiteren Sitzung spürbar. Schon während der ersten fünf Behandlungen lockern sich verkrampfte und verhärtete Muskel- und Sehnenpartien, so daß die Wirbel unter der Zwangsstreckung wieder in ihre natürliche Lage zurückkehren und sie bald für dauernd behalten.

Bei einem Ärztekursus konnten die Kollegen, die sich untereinander behandelten, feststellen, daß sich die Lendenwirbelkyphose des einen, über deren chiropraktische

Einrenkung sie sich schon verabredet hatten, nach der fünften Behandlung spontan eingerichtet hatte.

Bei Kindern kann und muß das Stützkorsett oft von der ersten Behandlung an weggelassen werden. Erwachsene mit schweren Bandscheibenschäden konnten das Stützkorsett von der ersten Behandlung an immer nachts, von der achten bis zehnten Behandlung zunehmend am Tage weglassen, das sie auf dringende Warnung der Orthopäden unbefristet Tag und Nacht tragen sollten.

Die dreijährige Ilona L. kam am 21. 10. 1957 zur Winkler-Kur wegen progressiver Muskeldystrophie mit bereits schlaffer Beinlähmung und schwachen Armen. Am letzten Tag fiel sie in Gegenwart der Mutter von der Bank und erlitt am rechten Oberarm einen „Bruch im grünen Holze". An der Abreise war nichts zu ändern, der Arm wurde mit Dreiecktuch befestigt und Verhaltensmaßregeln gegeben. Der Weisung, den Heimatarzt aufzusuchen, wurde nicht gefolgt, sondern nach drei Wochen meldete die Mutter, daß der Arm wieder benutzbar sei und die Übungen fortgesetzt würden. Als das Kind im folgenden Jahr zur Wiederholung der Kur kam, konnte sie auf den Händen mit angehobenen Beinen („Schiebekarre") die Stube durchqueren.

Der 13jährige Klaus Dieter R. kam am 9. 1. 1952 wegen progressiver Muskeldystrophie zur Winkler-Kur. Zwei Monate zuvor Spitzfußkorrektur durch Sehnenverlängerung. Er konnte sich nur mühsam aufrichten, gehen schon seit einem Jahr nicht mehr. Es kam im Laufe von sieben Monaten zum Gehen mit zwei Stöcken, bald nur mit einem. Im September desselben Jahres stolperte er beim Aufstehen im Garten über seinen Stock und erlitt eine Oberschenkelfraktur am grünen Holze. Laut Röntgenkontrolle der Charité überaschend schnelle Heilung in 14 Tagen. Er läuft wieder wie vorher. Nach drei Monaten fängt er an, die Treppen zu steigen, wurde aus meiner Heilstätte entlassen und entging weiterer Beobachtung.

Der 17jährige Miguel M., der mit neun Jahren an Polio erkrankte, von der das linke Bein gelähmt und 7 cm verkürzt zurückblieb, mit ausgedehntem Muskelschwund, atrophischer Haut, bläulicher Verfärbung und spürbarer Kälte gegenüber dem anderen Bein, begann 1953 die Winkler-Kur. Das gelähmte Bein wurde ab siebenter Behandlung dauerhaft warm wie das gesunde, die Oberschenkelmuskulatur erholte sich, der Fuß konnte wieder gehoben werden. Zwei Jahre später erlitt er einen Autounfall mit Gehirnerschütterung und sechsfachem Bruch des gelähmten Beines. Der dortige Chirurg stellte eine sehr ungünstige Prognose *quoad functionem* aus der Kenntnis heraus, daß poliodystrophische Knochen schwer zu heilen pflegen. Nach der ersten Gipsabnahme röntgenographisch keine Heilungsvorgänge. Nach erneutem Gipsverband zwei Winkler-Behandlungen kurz hintereinander, Rohkost, Lebertran und Bewegung aller nicht betroffenen Muskelgruppen. Übergang in völlige Heilung und Stabilität. Er geht, reitet und schwimmt wieder wie vor dem Unfall.

Bis ins hohe Alter erlebt man die überraschendsten Haltungsverbesserungen mit allen Entlastungen, die daraus resultieren, denn solange der Mensch lebt (wir haben auch 80—90jährige Winkler-Patienten), reagiert er auf Gefäßreize und ein sorgfältig angepaßtes Atemtraining mit gesteigerter Durchblutung (Winkler-Patienten im Alter, ab S. 86).

Der untrennbare Zusammenhang von deformierenden Prozessen im Stützgewebe und formenden Wirkungen des Atemgeschehens sind wohl der Hauptgrund für die dauerhafte Wirkung unserer Methode, die noch einsetzen kann, wo orthopädische Maßnahmen an ihrer Grenze angelangt sind. Die folgenden Beispiele traten in einem Stadium in die Kur ein, in dem Atemtherapie allein wirkungslos geblieben wäre, da der rapide Verfall des knöchernen Brustkorbes die Atmung und mir ihr die Herztätigkeit blockierte.

Bei den vier Geschwistern D. kam es trotz gesunder Kleinkind-Periode in gutsituiertem Elternhaus zur Ausbildung von Trichterbrust ungewöhnlichen Grades. Sie ist — nach Hofbauer —, soweit sie atemtechnisch bedingt ist, eine Folge des Überwiegens der Zwerchfellkräfte gegenüber den im rachitischen Skelett zu schwachen Verformungswiderständen der entgegengesetzt wirkenden Kräftegruppen. Die zwei Ältesten, vom Hausarzt ständig kontrolliert, hatten angeblich keine Rachitis gehabt, bekamen aber jenseits des zwölften Jahres Wirbelsäulen-Deformalitäten und Trichterbrust mäßigen Grades, blieben ohne Therapie beschwerdefrei und wurden leistungsfähig für kaufmännische Berufe. Beim dritten Sohn, Jürgen D., geb. 1938, begann mit sechs Jahren das Brustbein einzusinken. Bei starkem Längenwachstum, Rückenschmerzen und schlechter Haltung, trotz orthopädischen Turnens unter ärztlicher Kontrolle, ergab sich ein katastrophaler Fortschritt der Trichterbrust. Ab 13. Jahr, bei beschleunigtem Wachstum, stellten sich Herzbeschwerden und Atemnot ein. Schwimmen bleibt noch am längsten durchführbar, während Schulwanderungen nicht mehr bewältigt werden können. Beim Schlafen zunehmend Atemstörungen, bei denen er laut redet und vor Sauerstoffmangel schreit. Mit 16 Jahren als Lehrling im väterlichen Südfruchtgeschäft, wird er durch den rapiden Verfall des Brustkorbes bald arbeitsunfähig. Die Brust war so eingesunken, daß eine Männerfaust in dem Trichter Platz hatte. In der orthopädischen Universitätsklinik Kiel war eine Brustkorbplastik vorgeschlagen worden, da keine Möglichkeit gesehen wurde, Herz und Lunge in ihrer eingeklemmten Lage zu erleichtern. Eine Erklärung für die Deformität hatte man wegen der günstigen häuslichen Verhältnisse in der Ernährung nicht gesucht.

Zucker- und Weißmehlwaren, vor allem aber Südfrüchte (*Abusus von Vit. C*) waren von allen vier Kindern in überreichlichem Maße genossen worden und wurden bei Kurbeginn völlig aus dem Ernährungsplan gestrichen.

Ab siebenter Behandlung große Erleichterung. Nur noch beim Aufstehen Schwindel und Dröhnen im Kopf, am Tage beschwerdefrei, nachts nicht mehr geredet und geschrien. Nach vier Wochen kehren die früheren Beschwerden für einen Tag zurück. Nach fünf Wochen Spaziergang als kleine Kraftprobe (15 Minuten Weg mit Steigung), der ihn so erschöpfte, daß weitere Versuche drei Wochen aufgeschoben wurden. Nach 16 Winkler-Behandlungen und 22 Massagen wird der Brustkorb gut beweglich, die Wirbelsäule richtet sich auf, Rückenschmerzen werden auch nach langem Sitzen oder Gehen nicht mehr gemeldet. Herzbeschwerden und Kopfschmerzen sind schon vergessen. Körperlich und geistig fühlt er sich leistungsfähig, und nimmt voll am Schulleben teil. Er bekommt im zweiten Jahr fünf Winkler-Behandlungen und eine Massage. Im dritten Jahr wird keine Schulstunde versäumt. Die WS ist normal, eine *Acne juvenilis* ist verschwunden. Er arbeitet wieder voll im Geschäft des Vaters. Nach vier Jahren besucht er mich mit seiner Braut. Das kosmetische Resultat der Brust ist unbefriedigend, das funktionelle 100%ig.

Ganz parallel läuft der Prozeß bei seiner zwölfjährigen Schwester: Bei ihr bemerkte man mit achteinhalb Jahren die ersten, ähnlichen Anzeichen. Sie hatte Schmerzen beim Ranzentragen und mußte mit dem Geigenspiel aufhören, weil sie das Instrument nicht mehr halten konnte. Außer Trichterbrust und Wirbelschäden leidet sie an lästigem Harnträufeln und beginnenden Herzbeschwerden. Ab achter Behandlung ist das Harnträufeln verschwunden, ab zehnter Behandlung springt und hüpft sie die Treppen hinauf und hinunter, wie es die Mutter seit Jahren nicht mehr gesehen hatte. In eineinhalb Jahren wächst sie um 12 cm und nimmt 15 kg an Gewicht zu.

Im dritten Jahr bekommt sie sechs Winkler-Behandlungen und zwei Massagen. Der Brustkorb hat sich voll entfaltet, für den Laien ist am nackten Körper die Trichterbrust nicht mehr erkennbar.

Die schnelle Behebung der subjektiven Beschwerden der Herzhypertrophie mit beginnender Insuffizienz verdankt sie zweifellos der Vergrößerung der eingeschränkten Atemoberfläche und Hebung der Herzkraft, längst ehe das Stützgewebe sich erholen konnte.

Nach dem dritten Jahr konnte auch bei ihr die Behandlung verabredungsgemäß beendet werden.

Das folgende Beispiel einer Ärztin, Dr. med. Charl. Schmerl, die mit 34 Jahren wegen Gelenkleiden, Myokardschaden und Thyreotoxikose die Winkler-Kur auf der Sonderstation begann und sich danach selbst weiterbehandelte, wird ausführlich gebracht. Es ist ein Schulbeispiel dafür, daß selbst angeborene Hypoplasie des Stützgewebes und Hüftgelenkluxation beim ausgewachsenen Menschen so weit verbessert werden kann, daß in einem Alter, in dem für gewöhnlich schon Rückbildungsprozesse unangenehm fühlbar werden, der Aktionsradius wächst und die Leistungsfähigkeit früherer Jahre überholen kann.

Physikalische Behandlung in der Kindheit und Training bewirkten scheinbare Normalisierung. Mit zwölf Jahren nach 30 Minuten Lauf plötzlich stärkster Schmerz und Versagen der Hüfte. Von da an hinkender Gang. Rö. o. B. Mit 25 Jahren Subluxation und Arthritis an diesem Gelenk durch Rö. gesichert. Trotz Tonsillektomie und Sanierung der Zähne langsame Verschlimmerung mit Bewegungseinschränkung, schlechter Haltung und Schmerzen.

Durch zwei Schwangerschaften rapider Fortschritt der Dystrophie, trotz Wohlgefühl und Gewichtszunahme. „Das Becken krachte ab viertem Monat in allen Fugen." Kalkspritzen ohne Effekt. Infolge außergewöhnlicher Abnutzung durch Berufsarbeit neben Haushalt mit Kleinkind und schlechter Ernährung Versteifung der linken Hüfte, auch die rechte beginnt zu versagen, sie geht am Stock. In den letzten Monaten vor Aufnahme auf die Sonderstation morgens ständig Hüsteln und Auswurf durch Stauungsbronchitis und Anfälle von *Angina pectoris*. Schultergelenke, Handgelenke und Hüften schmerzen bei Bewegung, der Befall der Fingergelenke erschwert das sehr geliebte Klavierspiel.

In sechs Wochen stationären Aufenthaltes 13 Winkler-Behandlungen. Als Reaktionen treten auf: Tachykardien bis zu 140 Puls, Schweiße, Gähnanfälle bis zu 30mal bei einer Sitzung, Juckreiz in allen Knochen und auf der Haut. Nach drei Wochen verschwindet die Stauungsbronchitis, in der vierten Woche die Pulsirregularität, in der sechsten Woche große Schwäche und Schlafsucht. Der Appetit wurde so enorm, daß er den Witz der Station herausforderte. Trotz der schnell gesteigerten Atemgymnastik Gewichtszunahme 3,5 kg. Die Gelenkbeschwerden verschwanden ohne reaktive Verschlimmerung. Am Tage der Entlassung konnte das Bein im Liegen um 90 ° gehoben werden.

Der Rö.-Befund bei der Aufnahme lautete bei der Beckenübersicht: „Seit vier Jahren handelt es sich um eine Totaldysplasie des linken Hüftgelenkes mit zunehmender Ausweitung des linken Schenkelkopfes und Subluxationsstellung des linken Femur, osteophytäre Auflagerung am oberen Pfannendachrand sekundärer Art von arthrotischer Natur.“

Der Neuaufbau einer Praxis gelingt im nächsten Jahr ohne Belästigungen von seiten des Herzens oder der Schilddrüse unter eigener Weiterbehandlung. Trotz längerer Wege ohne Stock und viel Treppensteigen wird sie voll einsatzfähig für Kassenpraxis, die sich ständig vergrößert. Nach einigen Jahren heiratet sie einen Nichtarzt und erlebt Schwangerschaft und Entbindung von einem gesunden Kind mit 40 Jahren, ohne wie früher Einbuße an den Funktionen der Gelenke und des ganzen Stützgewebes zu erleiden.

Es hat sich hier die Erfahrung Winklers bestätigt, daß auch scheinbar rettungslos versteifte Gelenke sich bei einer Kur wieder mobilisieren lassen, sofern nur im Rö.-Bild der Gelenkspalt noch erkennbar ist.

Die folgenden Beispiele sind herausgegriffen aus einer Fülle ähnlicher Erfolge, die beiläufig von Patienten gemeldet wurden, die wegen ganz anderer, oft schwerwiegender Krankheitszustände zur Winkler-Kur kamen. Wir haben gelernt, daß die niederen Gewebezellen, zu denen die des Stützgewebes zählen, eine nahezu unbegrenzte Erneuerungs- und Anpassungsfähigkeit besitzen. Sie kommen damit nur oft nicht zum Zuge, weil sie durch die bekannten zivilisatorischen Hemmnisse von allen Seiten blockiert werden. Gelingt es, diese zu verringern, und kommt Hilfe von seiten der Durchblutung, der hormonalen Belieferung und der Sauerstoffabsättigung durch Atmung und vernünftige Ernährung (nicht Diät), so gibt es theoretisch keine Altersgrenze und praktisch liegt sie um 20 Jahre höher als sie im ärztlichen Schrifttum abgesteckt wird.

Die 92jährige Martha V., seit ihrem 72. Lebensjahr in der Winkler-Behandlung erlitt mit 85 Jahren einen Oberschenkelhalsbruch drei Tage nach einer Winkler-Behandlung, also in besonders günstigem Durchblutungszustand. Sie wurde fünf Tage später im Oskar-Helene-Heim, Berlin, genagelt. In der Nacht nach dem unter örtlicher Betäubung vorgenommenen Eingriff, der immerhin ein aufregendes Ereignis darstellt, schlief sie unter meiner Beobachtung mit einer Tablette Phanodorm acht Stunden, ohne die obligaten Schmerzspritzen, die bereit lagen, und wurde am nächsten Tag für einen Belastungsversuch aufgestellt. Unter Übungsbehandlung und Kräftigung durch drei Bluttransfusionen erreichte sie in drei Monaten befriedigende Gehfunktion ohne schmerzhafte Belästigungen, gewöhnte sich mit Energie den Stock wieder ab und erreichte den gleichen Bewegungsradius wie vorher. Sie meldet als Nebenbefund, daß sie das sehr lästige Symptom des Harnträufelns infolge Scheidensenkung, das ab 55. Jahr so stark war, daß sie nachts ein Handtuch vorlegen mußte, beim Husten und Niesen feucht wurde und nach Treppenabwärtsgehen den Schlüpfer wechseln mußte, seit dem dritten Jahr der Winkler-Kur verloren habe und noch jetzt im 90. Lebensjahr den vollen Blasenschluß behalten habe. Mit 92 Jahren Oberschenkelhalsfraktur am anderen Bein und sanfter Alterstod im Streckverband in der 6. Nacht darauf, ohne ein Medikament für Schmerz oder Schlaf erhalten zu haben.

Gustav J. (70 Jahre), Gartenbauinspektor, beginnt die Kur wegen *Angina pectoris.* Als Nebenbefund: Leistenbruch. Trägt seit Jahren Bruchband und mußte sich trotzdem jedes Spatenstiches enthalten wegen Einklemmungsgefahr. Nach drei Monaten, während Erholung der Herzkraft, schließt sich die Bruchpforte, die er zusätzlich mit kalten Anplanschungen nach Vorschrift pflegte, so daß er nach Rückkehr in die Arbeit wieder an Gartenarbeiten teilnehmen kann und das Bruchband nur noch an Tagen besonderer Belastungen anlegt.

Johanna Z., 54 Jahre, erlebt als Nebenwirkung nach der 13. Behandlung die Rückbildung des Prolapses, der sie seit der fünften Entbindung belästigte, durch Ring nicht zurückzuhalten war, und von ihr selbst mehrmals am Tage reponiert werden mußte.

Da eine Senkung des Zwerchfells bei Erstarrung des Brustkorbs den Bauchinhalt nach vorn unten sinken läßt, die Leisten beim Pressen belastet und die Muskulatur überdehnt, die zudem bei älteren Menschen unter dem ständigen Druck der Blähsucht steht, so wird die Kombination von „Beseitigung venöser Stauungen im Unterbauch“ und „aktiver Blutzufuhr zu den geschädigten Geweben“ die unblutige Reparation dieser lästigen Zustände bewirken.

Die Grenzen, die der Reparationsfähigkeit der Gewebe gesetzt sind, lassen sich nur sehr ungenau in prognostische Betrachtungen einbeziehen. Entzündliche und degenerative Vorgänge, Gewebsquellungen und Granulome hinterlassen ein unelastisches, verformtes, schlecht durchblutetes Narbengewebe, das, wenn der eigentliche Prozeß nicht zu ermitteln oder nicht aufzuhalten ist, einer Dauerversorgung bedarf, um nicht fortschreitend Beeinträchtigungen im Aktionsradius des Patienten zu verursachen.

Das Rüstzeug der modernen physikalischen Therapie (Hydrotherapie, differenzierte Massagemethoden, Bewegungsbehandlung und Heliotherapie) leistet hier außerordentliche Dienste bei Schmerzlinderung, Anregung des Gewebestoffwechsels, Ermüdungen, Versteifungen usw., läßt sich aber größtenteils nur im stationären Aufenthalt oder in ambulanten Behandlungsstätten durchführen — in selteneren Fällen im Hause des Patienten. Die Winkler-Methode, die sich zwanglos über Jahre hin zeitsparend und letzten Endes auch billig durchführen läßt, ist für den Arzt, der sie zu handhaben gelernt hat, einfach und wirkungsvoll. Es lösen sich bald und dauerhaft durch die sich wechselweise fördernden Wirkungen der *Syma,* der gesteigerten Atmung und hormonalen Eufunktion die Fehlspannungen durch Schmerz oder psychische Beeinträchtigungen, die bei sichtbaren Körperbehinderungen nicht ausbleiben werden. Gegebenenfalls können in den wochen- und später monatelangen Pausen alle vorgenannten Methoden ergänzend herangezogen werden, aber man hüte sich beim Einsatz einer zentralen Beeinflussung vor Polypragmasie im peripheren Umkreis, zu der der Patient selbst ständig drängt. Bei zunehmender Erfahrung wird das Vertrauen in die innere Steuerung so weit wachsen, daß man ihrer Planung die Wahl des Ansatzortes und die zeitliche Reihenfolge der Reparationsarbeiten überläßt. Bei unserer Kur erreicht man durch vorsichtig übende Unterstützung dieser Bestrebungen alles, was im Rahmen der gegebenen Möglichkeiten liegt, während Zwang in theoretisch ausgeklügelter Richtung nur Zeitverlust, wenn nicht Blockierung bedeuten könnte.

6. Der Einfluß der Winkler-Methode auf das Tumorgeschehen

Bis zu Winklers Tod im Jahre 1942 waren Karzinom-Erkrankungen Sonderfälle, die die Allgemeinpraktiker nicht beunruhigten. Er selbst konnte nur Vermutungen über die günstige Wirkung seiner Methode im Stadium der Präkanzerose äußern. Gar keine Erfahrung besaß er über ihren Wert bei manifestem Karzinom, da er Patienten, die mit dieser Diagnose bei ihm Heilung suchten, ablehnte, auch solche, die noch in ausgezeichnetem körperlichen Kräftezustand waren. Die Anforderungen, die seine Kur an die Mitarbeit des Patienten — also *conditio sine qua non* des Erfolges — stellt, sind so beträchtlich, daß der Einsatz an Geld und weit mehr noch an Zeit und persönlichen Opfern nur lohnt, wenn die Herstellung einer intakten Gesundheit mit einer an Sicherheit grenzenden Wahrscheinlichkeit versprochen werden kann.

Die rasante Zunahme tumorbildender Krankheitszustände in allen Altersstufen durch die toxische Grundsituation des Industriezeitalters nötigt uns Nachfolger zu aktiver Stellungnahme. Die Dysoxybiose, die Winkler als Ursache jeder Degeneration und als Schrittmacher jeder Infektion erkannte, wird nach den neuesten Erkenntnissen als der Hauptschadensfaktor auch beim Tumorgeschehen bezeichnet (Warburg, Seeger, Issel, Wehrli). Damit ist theoretisch der Einsatz seiner Methode in jedem Stadium dieses Umkreises gerechtfertigt.

Soweit die Ärzte und ein Teil ihrer Patienten sich aus der Naturheilbewegung rekrutieren, ist die Abstinenz von Genußgiften, Vermeidung von Medikamenten mit unerwünschten Nebenwirkungen und das Bestreben, eine größtmögliche Anreicherung der Gewebe mit Sauerstoff zu erreichen, ihnen schon vor der Begegnung mit der Winkler-Methode eine Selbstverständlichkeit gewesen. Unbeliebt und umstritten bleiben diese Forderungen bei all denen, die nach längeren klinischen Vorbehandlungen und Aufenthalten sich unserer Kur zuwenden. Nicht zu umgehen ist nach Ansicht von uns Nachfolgern im Falle mutmaßlicher Präkanzerose eine tumorverhütende Diät, die Winkler unbekannt geblieben war. Nach den Erfahrungen erfolgreicher Krebstherapeuten (Schlegel, Salzborn, Tiegel, Issel, Budwig, Kuhl, Zabel) gibt es eine Karzinom-Diät, wie es eine Diabetes-Diät gibt, deren Unterlassung also als *Kunstfehler* zu beurteilen ist. Überernährung und Fettsucht, ganz abgesehen von der Zusammensetzung der sie verursachenden Alltagskost, begünstigen nach neueren Statistiken in allen Ländern das Auftreten degenerativer

Krankheitszustände. Eine knappe, kalorienarme, möglichst wenig denaturierte Vollkost hat sich in Zeiten unausweichlicher Einschränkung des Lebensstandards als krebsverhütend erwiesen, bei primitiven Völkern von jeher und bei den Kulturnationen durch die Erfahrungen in Massenlagern von Gefangenen und Einengung ganzer Populationen bis zur Hungerdystrophie. Ganz parallel gehen die Erfahrungen bei freilebenden Säugetieren mit klimabedingten Mangelzeiten, und bei den Versuchen mit Karzinom-beimpften Versuchstieren bei knapper Ernährung.

Die tumorbildenden Agentien, die in den Stoffwechsel- und Reproduktionssystemen der betroffenen Körperzellen angreifen, bleiben machtlos bei den Zellen, denen es gelingt, ihren Stoffwechsel intakt zu erhalten, sonst würde ja nahezu jeder Teilhaber an der Zivilisation an Krebs erkranken. Erst bei längerer Einwirkung auf vorgeschädigte Zellen wird deren Verwilderung eingeleitet — je nach Ungunst der Umstände bis zum Untergang des Wirtsorganismus.

Die Winkler-Patienten jeglicher Indikation werden wegen des beschleunigten Umbaues ihrer Gewebe zu einer möglichst naturbelassenen kräftigen Hausmannskost angehalten, wie es ihrem, ab achter Behandlung anwachsenden Appetit entspricht. Das bedeutet keine *Diät,* sondern ist die Normalkost, die jeder Mensch verzehren sollte, der sich aus dem Jagdgebiet der Lebensmittelindustrie zurückzieht, in der *kanzerogene* Stoffe weder verboten noch kennzeichungspflichtig sind. Die Beigabe isolierter, natürlicher oder künstlicher Vitamine wurde schon von Winkler als „Störung der Inneren Steuerung" verboten. Ihr Konsum ist inzwischen aus merkantilen Ursachen ins Grenzenlose gesteigert worden. Ihre Begleit- und Konservierungsstoffe haben sich als körperfremd, allergieerzeugend — möglicherweise sogar als kanzerogen — erwiesen. Gezielte Stimulierungseffekte sind nicht Aufgabe der Ernährung, sondern gehören, als medikamentöse Einwirkung, in die Hand des Arztes.

Die Modewelle der antibiotischen Mittel in Form von Medikamenten und als Beimengung zur Ernährung hat eine nahezu unvermeidliche Dysbakterie im Darm des Kulturmenschen jeden Alters gezeitigt. Die Eigenproduktion der fünf wichtigsten Vitamine durch körpereigene Bakterienstämme im Dünndarm wird dadurch unvermeidbar gestoppt. Durch Aufforstung der geschädigten Darmflora kann und muß dieser Schaden baldmöglichst behoben werden. Die diesbezüglich angebotenen Präparate enthalten die gewünschten Bakterien ohne irritierende Beimengungen und können von der fünften Behandlung an eingesetzt werden, wenn eine Zeitspanne für die Regulierung der Darmflora nicht vor die erste Behandlung geschaltet werden konnte. Man muß ungefähr mit drei Monaten rechnen, bis eine günstige Darmflora während der Kur wieder stabil herangezüchtet ist.

Nach jeder späteren Winkler-Behandlung, auch wenn sie bereits in Abständen von drei bis vier Monaten erfolgt, melden solche Patienten wieder vermehrte Blähsucht mit infernalischem Gestank der Ausscheidungen — ein Beweis dafür, daß die Aufräumungsarbeiten im Darm auch ohne künstliche Nachhilfe immer wieder neu anlaufen. Über individuell auszuwählende Krebsdiätformen entscheidet

1. der Sitz des Tumors,
2. das Stadium seiner Entwicklung und
3. der Allgemeinzustand des Patienten.

Zur Linderung intestinaler Beschwerden und zur Lebensverlängerung können wir mit ihnen wesentliche Hilfestellung geben.

Die Hauptbedeutung der Winkler-Methode bei Eindämmung dieser bedrohlich anwachsenden Tendenz zu Neubildungen liegt

1. in der nervalen, hormonalen und humoralen Kräftigung der Konstitution durch die *Syma*,
2. in der prophylaktischen Wirkung durch die Sauerstoffabsättigung der Gewebe mit Hilfe des gestaffelten Atemtrainings,
3. in der Abriegelung und Ausheilung manifester wie auch verborgener Fokalprozesse nebst ihren allergischen Folgezuständen.

Im Falle manifester Tumorbildung ist eine zusätzliche immunbiologische Behandlung dringend indiziert. Von der sechsten *Syma* ab wird der erkrankte Organismus in der Lage sein, die erwünschten, vorsichtig provozierenden Reaktionen dieser Behandlungsarten optimal zu verarbeiten.

Ich selbst verfüge über positive Erfahrungen seit Jahrzehnten mit den Enderleinschen Präparaten (Firma Ibica, jetzt Aumühle bei Hamburg), den Iscador-Injektionen der Weleda (Schwäbisch Gmünd) und den Spenglersan-Einreibungen der Firma Meckel (Godesberg).

Theoretisch schwer beweisbar, aber von allen erfolgreichen Krebstherapeuten erlebt, ist die Tatsache, daß durch günstige Umstände, die wir schaffen — oder die spontan eintreten können — eine Rückbildung — *ad integrum* — bereits entarteter oder zur Mutation entschlossener Gewebe möglich ist. Den erfahrenen Homöopathen unter uns steht dabei eine Auswahl homöopathischer Mittel zur Verfügung, deren Einsatz allein erwiesenermaßen die Festigung der Konstitution bis zur individuell festgelegten Grenze wieder herstellen konnte (Schlegel, Dahlke, Leeser, Leroi u. a.). Zu den positiven Erfahrungen zähle ich auch diejenigen Fälle, bei denen es gelang, bis zum unvermeidbaren oft schon bei Behandlungsbeginn sich anbahnenden Ende, ohne die blockierende Wirkung von Betäubungsmittels auszukommen. Auch der Tod, als letzter Abschnitt des Lebens, wird von der „Inneren Steuerung", in deren Dienst wir uns mit der Winkler-Kur stellen, sinnvoll und folgerichtig organisiert. Er wird um so sanfter und menschenwürdiger eintreten, je aufmerksamer sich der ärztliche Helfer dieser Planung anzupassen versteht.

Ein Rundbrief, den ich mit präzisen Fragen nach ihren Erfahrungen beim Tumorgeschehen an alle mir bekannten Winkler-Ärzte geschickt habe, ist von 21 Ärzten beantwortet worden. Diese Zahl ist natürlich zu klein, um für Fernstehende überzeugende Resultate zu bringen. Eines aber hat sich eindeutig herausgestellt, das schon Winkler erlebt und mir weitergegeben hatte: Bei manifester Geschwulstbildung ist seine Methode machtlos.

Dieses Ergebnis war aus dem Aufbau und der Wirkungsweise (Kap. S. 71) folgerichtig zu erwarten. Die Tumorzellen mit ihrem atavistischen Stoffwechsel und den daraus resultierenden hemmungslosen Wachstumsimpulsen werden von der Zentralregulierung des hochdifferenzierten Organismus nicht beeinflußt — weder in Richtung der Bremsung noch der Anfeuerung — sie sind taub für eintreffende

Befehle. Wenn die autonome Zellgewalt ein gewisses Maß an Dynamik erreicht hat, so verfällt der Organismus der Auflösung um so schneller, je geschädigter der Mutterboden ist, an den diese Zellen angrenzen.

Lediglich auf humoralem Wege können die Wucherungstendenzen der Tumorzellen abgebogen bzw. aufgehalten werden, da auch ihre Existenz und Reproduktionsfähigkeit, wie die jeder Primitiv- und Normalzelle, abhängig von günstigen oder ungünstigen Stoffwechselbedingungen ist. So müssen auch die Winkler-Ärzte bei erkennbarer Krebsdisposition, sich um die Ausschöpfung aller Kraftquellen von dieser Seite her bemühen, wenn sie solche Patienten in Betreuung nehmen. Vor allem müßten die täglichen Lebensmittel so ausgewählt werden, daß sie als Kraftzufuhr für die Normalzelle wirken und nicht ein Mastfutter für die bereits entarteten darstellen. Das bedeutet noch nicht die Einführung einer gezielten *Diät*, sondern einer vernünftigen Ernährung, wie sie die ganze Familie des Patienten mitgenießen sollte, um nicht ebenfalls früher oder später zu entgleisen. Wenn das Gleichgewicht zwischen anabolischen und katabolischen Enzymen im gesunden Organismus gestört ist, kommt es zu einer Rhythmusstörung der Auf- und Abbauprozesse, die nicht mehr der zentralen Vorplanung entspricht und der Beginn malignen Wachstums werden könnte, wenn man ihr hinreichend lange Einwirkungszeit läßt.

Nach Prof. K. H. Bauer, „Über die Krebsgefährdung des heutigen Menschen, mit besonderer Berücksichtigung der Bundesrepublik Deutschland", erscheinen 20,04 % aller Todesfälle in der Rubrik „Krebs", *nicht mitgerechnet jene als „Tod durch Altersschwäche" gemeldeten Fälle, unter denen sich erfahrungsgemäß noch zusätzliche Krebstodesfälle befinden:*

1900 war es jeder 30.,
1920 war es jeder 15.,
1950 war es jeder 6.,
1960 war es jeder 5.,

der dem Krebs erlag. Sein in großer Fülle erarbeitetes Material rechtfertigt neben mancherlei anderen Verdachten seinen Schluß: „Krebs nimmt ständig noch zu, weil die Ursachen zunehmen, die ihn bedingen!" Die überragende Bedeutung des Altersfaktors bei der Krebsgefährdung liegt nicht im Alter als solchem, wie von all denen behauptet wird, die an der Persistenz der gegenwärtigen Prosperität interessiert sind, sondern muß nach seiner Erfahrung dahin interpretiert werden, daß sich die in einem langen Leben auf welchem Wege nur immer einverleibten krebserzeugenden Stoffe fortgesetzt summieren. Schließlich wird jene Gesamtsumme vieler Einzeldosen erreicht, die genügt, um die endgültige Krebsumwandlung der jahrelang vorgeschädigten Gewebe in Gang zu setzen.

Vornehmlich betroffen werden naturgemäß die Gewebe, die laufend in ihrer optimalen Blutversorgung behindert sind. Das erklärt den auffallenden Prozentsatz von Brustkrebs bei Frauen und von Prostatakrebs bei Männern. Nach Karcher, „Kurzlehrbuch der Urologie", erfolgt bei 40—60 % der Männer der westlichen Länder zwischen 40. und 50. Lebensjahr eine Zellwucherung in die Vorsteherdrüse hinein, die wegen der bekannten Miktionsbeschwerden eine operative Entfernung verlangt.

Bei unserer Umfrage sind es sechs von den 25 diagnostisch gesicherten und 10 bis 20 Jahre lang beobachteten Tumorpatienten. Darunter entstanden drei bei Patienten mit *Morbus Bechterew.* Alle drei wurden durch die Kur arbeitsfähig erhalten, obwohl sie erst nach langdauernden klinischen Vorbehandlungen zu Winkler kamen, als Invalidität erwogen wurde. Sie blieben noch über ein Jahrzehnt (einer 30 Jahre) arbeitsfähig und beschwerdefrei.

Unter den im ganzen 25 Krebsfällen, die unter 1079 langjährigen Winkler-Patienten ermittelt wurden, befanden sich

11 Mamma-Karzinome
6 Prostata-Karzinome
3 Magen-Karzinome
2 Lungen-Karzinome
2 Kollum-Karzinome
1 Knochen-Karzinom

16 von den 21 anwortenden Ärzten haben niemals Tumorbildung bei einem Winkler-Patienten beobachtet — was ich auf Rechnung einer vorsichtigen Auswahl der Patienten zurückführe. In den „Behandlungsratschlägen", die jedem Kollegen, der die Methode im Selbstversuch erlernt, übergeben werden, ist „begründeter Verdacht auf Tumorbildung" unter „Kontraindikationen" angeführt. Drei Kollegen beantworteten die Rundfrage mit dem entschiedenen Zusatz: „Niemals wird sich bei *lege artis* ausgesuchten und behandelten Winkler-Patienten ein Tumor bilden."

Dr. med. Erich Schäfer, Berlin, der wohl nach mir die größten Winkler-Erfahrungen besitzt, machte folgende Aufstellung:

Unter 120 Patienten entwickelte sich

einmal Hoden-Karzinom bei *Morbus Bechterew* nach zehn Jahren Winkler-Kur
einmal Kollum-Karzinom nach acht Jahren Winkler-Kur
einmal Mamma-Karzinom nach fünf Jahren Winkler-Kur
einmal Magen-Karzinom nach sechs Jahren Winkler-Kur.

Von Dr. Winkler habe ich selbst 210 Patienten übernommen, von denen vier an langsamer Tumorbildung im Alter über 70 Jahre starben, ohne sich einer zusätzlichen Behandlung zu unterziehen, weil der Zustand erträglich blieb. (Zweimal Brustkarzinom, zweimal Prostatakarzinom.)

Von den 230 Patienten, mit denen ich selbst die Kur begann, erkrankten

4 Frauen an Mamma-Karzinom nach mehr als fünf Jahren Winkler-Kur,

1 Frau an Myom nach fünf Jahren, in dem nach operativer Entfernung krebsige Entartung im Präparat entdeckt wurde,

1 Patient nach 25 Jahren Winkler-Kur im Alter von 72 Jahren an Prostatabeschwerden nach einem langen Höhenflug, die Ektomie erforderlich machten.

1 Patient hatte vor Kursbeginn bereits 11 Jahre Prostata-Beschwerden, die durch die Kur im Alter von 68 Jahren für fünf Jahre beseitigt wurden, dann rezidivierten und Prostaektomie erforderten.

Es wurden also bei der zahlenmäßig kleinen Rundfrage, die über 10—30 Jahre lange Beobachtungen von Patienten ein und desselben Arztes berichten, unter 1079 Patienten 25 Krebserkrankungen ermittelt. Das ist ein günstiges Resultat, verglichen mit der allgemeinen Statistik von Prof. Bauer, S. 126. Es wirkt noch günstiger, wenn man bedenkt, daß die Mehrzahl der Winkler-Patienten bei Kurbeginn schätzungsweise das 50. Lebensjahr erreicht hat, also bereits im krebsgefährdeten Alter stand. Diese Überalterung des Patientenkreises, wegen der Winkler vielfach bespöttelt wurde, ist damit zu erklären, daß, je nach Schwere der Erkrankung, drei bis zwölf Monate Unterbrechung der regelmäßigen Berufsarbeit gefordert werden muß. Jüngere Jahrgänge können sich das nur leisten, wenn Invalidität bereits zur Diskussion gestellt wurde. Das sind vornehmlich Krankheitszustände, in denen die offiziellen Heilmethoden nach eingehender Diagnostik mit Klinikaufenthalten und Verschickungen bereits vergeblich absolviert waren.

Dr. K. Windstosser („*Zeitschrift für Blut- und Geschwulstkrankheiten*“, 1, 3, [1964]) schreibt: „Auch wenn es die Hochschulmedizin noch nicht offiziell bestätigt hat, so steht es doch unwiderleglich fest, daß zwischen Krebskrankheit und dem Säure-Basen-Gleichgewicht ein enger Zusammenhang besteht. Es wird keine Lösung des Krebsproblems geben, solange wir nicht die Entgleisungen dieser Stoffwechselvorgänge zu erkennen, zu kontrollieren und zu normalisieren vermögen.“ Auf diesem, wie auf dem Sektor der hormonalen und neurovaskulären Störungen hat die Winkler-Methode ihre *normalisierende* Wirkung seit Jahrzehnten praktisch unter Beweis gestellt.

Schlußwort

Medizinische Fachkräfte jeder Disziplin und Rangstufe — und infolgedessen auch das Heer der Hilfesuchenden — sind an einen so häufigen Modewechsel von Medikamenten und Apparaten gewöhnt, daß es einer Erklärung bedarf, warum diese Methode nicht *obsolet* geworden ist, sondern sich in den heute gänzlich veränderten Lebensumständen aktuell erweist.

Die Mißachtung des Wissens und Könnens vergangener Zeiten ist auf manchen Spezialgebieten geschwunden. Die Einarbeitung in die Gedankengänge und Praktiken der Akupunktur und Chiropraktik, die im Orient schon vor mehr als 1000 Jahren eine *tuto, cito et jucunde* wirkende Therapie gezeitigt hatten, eröffnete auch in der westlichen Medizin Einsichten in die Bedeutung der anatomisch nicht faßbaren Leistungsbahnen der Energie. Versteht sich der Arzt am Krankenbett auf ihre Beeinflussung, so kann es ihm gelingen, zerstörende Prozesse aufzuhalten und gehemmte Entwicklung auch ohne Medikamente zu fördern — als aufmerksamer Weichensteller der körpereigenen Impulse in Richtung der angeborenen Konstitution. Bei Treffsicherheit werden ihm Heilungen *ad integrum* gelingen, die die *Symptomfreiheit,* die mit körperfremden Medikamenten erreicht werden kann, in den Schatten stellen.

In unserer Zeit, die sich immer aufdringlicher als eine Epoche biologischen Niederganges erweist, genügt es nicht, dem Patienten zur Persistenz während der Krankheit zu verhelfen — mit welchen Mitteln es auch immer sei. Wir müssen versuchen, seine Konstitution so weit zu festigen, daß er sich unabhängig von äußeren Stützmitteln wieder im Beruf und persönlichen Leben bewähren kann.

Physische und moralische Gesundheit sind ineinander verschlungen und von sehr ähnlichen Bedingungen abhängig. Tiere und Pflanzen versucht man hochzuzüchten, zu veredeln, zu ertüchtigen, um den Umweltsgefahren Widerstand leisten zu können — den Menschen drücken wir ununterbrochen herab, durch wahllose Zeugung, Schädigung der Mütter in der Gestation, widernatürliche, teilweise vergiftete Nahrung und seelische Vergewaltigung durch raffinierte Propaganda für das, was ihm schadet. Man wirft der Winkler-Methode vor, daß sie kein wirklich natürlicher Weg zur Gesundung sei, da der Patient an die Beeinflussung durch einen mechanisch angetriebenen Apparat für lange Zeit gebunden ist, beengende Vorschriften in der Lebensweise und eine spezielle Atemgymnastik einhalten muß. In unserem technischen Zeitalter, in dem der Mensch jede Bequemlichkeit, jeden Genuß und jede Erweiterung des Aktionsradius mit einem Stück seiner Gesundheit bezahlen muß, ist es naheliegend, die Schäden, die die Technik verursacht, mit Hilfe der Technik wieder auszugleichen. Einer Dauerschädigung muß eine Dauerkorrektur entgegengesetzt werden, die so gesteuert werden muß, daß mit einem Minimum an Einwirkung ein Maximum an Besserung ausgelöst wird.

Die Verschiebung der Arbeits- und Erlebnislast von der Muskulatur auf das Nervensystem, in Zusammenwirkung mit dem Arbeitstempo und der dadurch unvermeidlichen Durchkreuzung jedes Eigenrhythmus des Organismus als Ganzheit, wie auch seiner Organe, hat die Anpassungsfähigkeit erschöpft (Stress). An jedes anfeuernde Medikament tritt Gewöhnung ein, die Steigerung der Dosis oder Wechsel verlangt. Die richtig geleitete Winkler-Kur führt zur Entwöhnung vom Apparat in langsam anwachsenden Pausen, in denen die obligaten Kurvorschriften dafür sorgen, daß kein Abfall im Befinden eintritt, der zur *Winkler-Behandlungssucht* führen könnte. *Suchtgefahr* besteht hier wie bei jedem vegetativen Reizmittel. Wer aber durch Beschwerdefreiheit und Schärfung seiner Sinnesorgane die Fähigkeit zurückgewinnt, aus den überall zugänglichen Schönheiten und Geschenken der Natur den höchsten Gewinn zu ziehen, wird keine künstlichen Reizmittel mehr begehren.

Die moderne Raffgier nach pausenlosen Genüssen in immer stärkerer Dosierung bewirkt genau das Gegenteil von Wohlbefinden. Die Überfülle der angenehmen Reize tötet die Fähigkeit des Genießens, und je reizvoller und geräuschvoller die Umwelt wird, um so freudloser, depressiver und gelangweilter sieht es im Menschen aus. „Der untergehende Organismus verlangt mit Eifer nach dem, was ihn umbringt — der genesende fängt wieder an, es zu meiden und abzustoßen“ (Carrel).

In diesem Sinne ist die Winkler-Kur mehr eine *Ordnungstherapie* als nur eine *Reiztherapie*. Im seelischen Umkreis heißt das: Befreiung von falschen Vorstellungen und unbewältigten Erlebnissen, die dem Patienten „wie ein Pfahl im Fleische sitzen“, im körperlichen: Ebnung der Bahnen für die Impulse der „inneren Steuerung“ — *sich verwirklichen.*

Für eine solche Therapie ist keine staatliche Behörde und keine Krankenkasse kostenpflichtig zu machen — obwohl wir in Fällen, die sich auf klinische Therapie durch besondere Konstitutions- und Milieuschäden refraktär erwiesen hatten, großzügige Kostenübernahmen bis zur vollen Wiederherstellung der Arbeitskraft erlebt haben. Alle Winkler-Ärzte haben die Erfahrung gemacht, daß auf eine befriedigende Mitarbeit des Patienten nur zu rechnen ist, wenn er für sich und für seine Kinder aus eigener Tasche für die Kosten aufkommen muß. Sie werden immer nur einen Bruchteil der Summe ausmachen, die er vorher reuelos ausgab, um seine eigene Gesundheit und die der Familie durch bedenkenlose Teilnahme an den Sinnesreizen der Zivilisation zu schädigen.

„Die Weltvernunft wandelt alles um, was sich ihr in den Weg stellt und ordnet es wieder ein in den Gang des Schicksals und macht es wieder zu einem Teil von sich. So kann auch das vernunftbegabte Lebewesen aus jedem Widerstand Material zu seinem Aufbau nehmen und dies jeweils zu dem Zweck verwenden, den es erstrebt“ (Marc Aurel, *Selbstbetrachtungen*).

Schrifttum

Aschner, Die Krise der Medizin — Stuttgart 1934

Baekmann, Dr. med. Carl, Meine Heilbehandlung asthmatisch reagierender Menschen — Dustri-Verlag, Remscheid-Lennep 1957

von Bergmann, Funktionelle Pathologie — Berlin 1932

Brauchle, Dr. med. A., Handbuch der Naturheilkunde — Reclam Verlag, Leipzig 1934

Evers, Dr. med. Joseph, Gestaltwandel des Krankheitsgeschehens — Karl F. Haug-Verlag, Ulm, 1964

Faust, Joh., Aktive Entspannungsbehandlung — Hippokrates-Verlag, Stuttgart 1936

Friedenthal, Dr. med. Hans, Allgemeine und spezielle Physiologie des Menschenwachstums — Verlag Julius Springer, Berlin 1914

Groß, Biorhythmik — Verlag Hermann Bauer, Freiburg 1959

Haferkamp, H., Naturheilverfahren — Hippokrates-Verlag, Stuttgart 1953

Hufeland, Dr. Christoph W., Die Kunst, das menschliche Leben zu verlängern — Akademische Buchhandlung, Jena 1798

Huneke, Möglichkeiten und Grenzen der Neuraltherapie — Erfahrungsheilkunde Bd. XV, H. 1/66

Husemann, Friedrich, Das Bild des Menschen als Grundlage der Heilkunst — Verlag Freies Geistesleben, Stuttgart 1956

Iskraut, Neuraltherapie in der täglichen Praxis — Karl F. Haug-Verlag, Ulm 1954

Kretzschmer, Dr. Ernst, Medizinische Psychologie — Georg Thieme-Verlag, Leipzig 1941

Kollath, W., Der Vollwert der Nahrung — Wissenschaftliche Verlagsgesellschaft, Stuttgart 1950

Koblanck, Alfred, Die Nase als Reflexorgan des autonomen Nervensystems — Karl F. Haug-Verlag, Ulm 1958

Lampert, Prof. H., Physikalische Therapie — Verlag Theodor Steinkopf, Dresden 1952

Leube-Dicke, Massage reflektorischer Zonen im Bindegewebe — Gustav Fischer-Verlag, Jena 1950

Lickint, Dr. med. Fritz, Tabak und Gesundheit, Alkohol und Gesundheit — Bruno Wilkens-Verlag, Hannover 1952

Malten, Dr. med. H., Herzkrankheiten — Verlag Walter Hädeke, Weil 1951

Mayr, Dr. Franz Xaver, Die Darmträgheit — Selbstverlag, Wien 1951

Naegeli, O., Nervenleiden und Nervenschmerzen — Karl F. Haug-Verlag, Ulm 1954

Neumann, Dr. A., Die Krebsbehandlung in der täglichen Praxis — Verlag für Medizin Weichmann, 1939

Peppard, Dr. H., Sehen ohne Brille — Verlag Lebendiges Wissen

Püschel, Dr. Wilhelm, Lebenshilfe für Bewegungsversehrte-Naturheilpraxis, 18. Jhrg., H. 10/1965, S. 404

von Puttkammer, Joachim, Organbeeinflussung durch Massage — Karl F. Haug-Verlag, Ulm 1950

Read, Dr. G. D., Weg zur natürlichen Geburt, Hoffmann, u. Campe-Verlag, Hamburg 1956

Ricker, Gustav, Relationspathologie — Verlag Julius Springer, Berlin 1924

Riemkasten, Felix, Die Alexander-Methode — Karl F. Haug-Verlag, Ulm 1961

Rilling, Siegfried, Vagus und Sympathicus in Diagnostik und Therapie, Karl F. Haug-Verlag, Ulm 1957

Ritter, Dr. med. Hans, Die Behandlung der Herz- und Gefäßkrankheiten — Karl F. Haug-Verlag, Ulm 1947

Salmanoff, Geheimnisvolle Weisheit des Leibes — Karl F. Haug-Verlag, Ulm

Sander, Friedrich, Der Säure-Basen-Haushalt des menschlichen Organismus — Hippokrates-Verlag, Stuttgart 1953

Siegen, Theorie und Praxis der Neuraltherapie mit Impletol — Staufen-Verlag, Köln, Krefeld 1953

Speranski, A., Grundlagen der Theorie der Medizin — Dr. Werner Saenger-Verlag, Berlin 1950

Stockmann-Tienes, Schlafe vor Mitternacht — Hippokrates-Verlag, Stuttgart 1953

Scheidt, Dr. Walter, Die vegetativen Steuerungen — Richard Hermes-Verlag, Hamburg 1947

Schlenz, Maria, Die Schlenz-Kur — Verlag Rauch, Innsbruck 1944

Schmitt, Dr. med. Ludwig, Atemheilkunst — Hans Georg Müller-Verlag, München, Berlin 1956

Thure-Brandt, Massage bei Frauenleiden — Hippokrates-Verlag, Stuttgart 1937

Winsch, Dr. med. Wilhelm, Über Wärmekultur — Verlag Lebenskunst-Heilkunst, Berlin 1917

Zabel, W., Sinn und Wesen einer Ganzheitstherapie — Hippokrates-Verlag, Stuttgart 1956

Zittel, Karl von, Sacrum Stegosauridae, Zeitschrift für Paläontologie — 1895

W. DEVRIENT

ÜBERWÄRMUNGSBÄDER

Weg zur Wärmekultur

4. Auflage
Mit zahlreichen Abbildungen
Oktav. VIII, 215 Seiten. 1950. DM 6,80

Der Autor gibt in seinem Buch eine große kulturgeschichtliche Überschau über die sozialhygiensche Bedeutung der Wärmekultur. Dieser handliche Wegweiser bildet zugleich ein wertvolles Nachschlagewerk.

W. DEVRIENT

SAUNA

Das Bad der Bäder

4. Auflage
Mit zahlreichen Abbildungen
Oktav. 44 Seiten. 1950. DM 1,80

Dieses kleine Buch gibt viele Anregungen nicht nur für Ärzte, Hygieniker und Gesundheitsbehörden. Jeder, der sich für das Problem der Gesunderhaltung interessiert, sollte das preiswerte kleine Buch lesen.

A. MARCUS & E. WEBER'S VERLAG · BERLIN 30

FSC
www.fsc.org
MIX
Papier | Fördert
gute Waldnutzung
FSC® C083411

Zeitfracht Medien GmbH
Ferdinand-Jühlke-Straße 7
99095 Erfurt, Deutschland
produktsicherheit@kolibri360.de